365 Brain Fitness
365 브레인 피트니스

박흥석
- 현) 베리브레인 심리센터 부대표
- 연세대학교 보건대학 작업치료학과 박사 수료
- 전) 삼성서울병원 재활의학과 작업치료사
- 전) 더봄 뇌건강 신경심리센터 & 인지재활연구소 작업치료사

안이서
- 현) ㈜더봄 뇌건강 신경심리센터 & 인지재활연구소 대표
  한양사이버대학교대학원 상담 및 임상심리 겸임교수
- 성균관대학교 대학원 인지심리학 박사
- 전) 삼성서울병원, 서울아산병원, 인하대병원, 국민건강보험 일산병원 신경심리사
- 전) 더봄 뇌건강 신경심리센터 & 인지재활연구소 소장

이혜미
- 현) 베리브레인 심리센터 대표
- 아주대학교 대학원 임상심리학 석사
- 전) 삼성서울병원 신경과 임상심리전문가 수련
- 전) 국민건강보험공단 일산병원, 삼성서울병원, 강남세브란스병원 임상심리전문가
- 전) 더봄 뇌건강 신경심리센터 & 인지재활연구소 총괄 대표

매일매일 뇌의 근력을 키우는 치매 예방 문제집

365 Brain Fitness
365 브레인 피트니스

박흥석 · 안이서 · 이혜미 지음

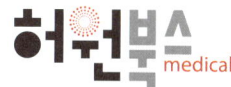

추천사

진료실에서 치매를 걱정하는 환자와 보호자들에게 제가 늘 들려주는 말이 있습니다. 두뇌활동을 많이 하고, 신체 운동을 꾸준히 하며, 사회활동을 유지해 나가라는, 어찌 보면 다분히 상식적인 이야기입니다. 많은 역학 연구를 통해 어느 정도 효능이 입증된 방법이지만, 설명을 마치고 나면 언제나 마음 한구석에 부족함이 자리합니다. 도대체 무엇을 구체적으로 어떻게 하라는 말인지 듣는 이의 입장에서는 답답할 것을 알기 때문입니다.

"사람들이 치매 예방을 위해 집에서 손쉽게 할 수 있는 것은 없을까?" 마땅한 방법이 없어 아쉬워하던 차에 《365 브레인 피트니스》를 접하게 되었습니다. 이 책은 치매 예방과 진행을 막기 위한 인지훈련 학습지, 즉 치매 예방 문제집입니다. 1년 365일 매일 3쪽씩 재미있는 문제를 풀도록 구성되어 있지요. 문제들은 기억력, 언어, 시공간 능력, 전두엽 기능 등 두뇌의 전체 영역을 골고루 사용하도록 다채롭게 만들어져 있습니다.

치매는 누구에게나 찾아올 수 있는 반갑지 않은 손님입니다. 특히 스트레스가 많은 현대사회에서 그 발병 위험은 갈수록 높아지고 있지요. 뇌 운동이 중요한 이유가 바로 여기에 있습니다. 매일 규칙적으로 뭔가를 하며 머리를 쓰는 일은 뇌를 튼튼하게 하는 운동(brain fitness)이 됩니다. 이러한 운

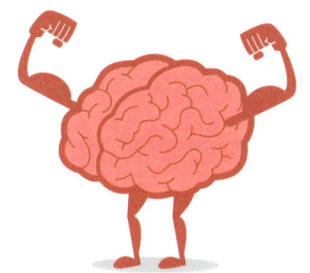

동은 뇌 건강을 유지하는 데 매우 큰 효과를 내지요.

사실 평생교육이라는 마음가짐으로 두뇌 운동을 게을리하지 않는 것이야 말로 뇌 건강을 유지하는 비결 아닌 비결이라 할 수 있을 것입니다. 그런 의미에서 이 책은 치매를 두려워하는 분들에게 매우 유용한 학습지가 될 것으로 생각합니다.

특히 50세 이상 성인 중에서 기억력 저하를 걱정하거나 가벼운 인지장애가 있는 분이라면 이 책을 이용해 보시라고 권하고 싶습니다. 잠시 짬을 내어 매일 문제를 풀어 보는 것만으로도 치매 예방을 위한 좋은 투자가 될 것입니다.

이재홍
서울아산병원 신경과 교수

들어가며

★ 치매란 무엇인가요?

치매란 기억장애를 포함하여 여러 인지기능(언어 능력, 시공간 능력, 전두엽 집행기능)에 장애가 발생하고, 이런 인지장애가 일상생활을 하는 데 지장을 주는 것을 말합니다. 다시 말해 인지장애로 가사생활, 취미생활, 직장생활, 사회생활을 이전처럼 혼자 해낼 수 없고, 다른 사람의 도움이 필요한 상태를 의미합니다.

★ 치매는 어떻게 진행되나요?

치매는 뇌졸중, 감염, 뇌외상 등으로 갑자기 오기도 하지만, 알츠하이머병(Alzheimer's disease)과 같은 경우 대부분 서서히 나타납니다. 그 과정은 보통 '정상 → 주관적 인지장애 → 경도인지장애 → 치매'의 순으로 점진적으로 진행되지요. 현재 자신의 상태가 어느 단계에 이르렀는지 판단하기 위해서는 다음의 세 가지 질문을 해봐야 합니다.

첫째, 기억력 등의 인지장애를 호소하는가?
둘째, 객관적인 인지기능검사(신경심리검사)에서 장애가 나타나는가?
셋째, 일상생활 수행능력에 문제가 있는가?

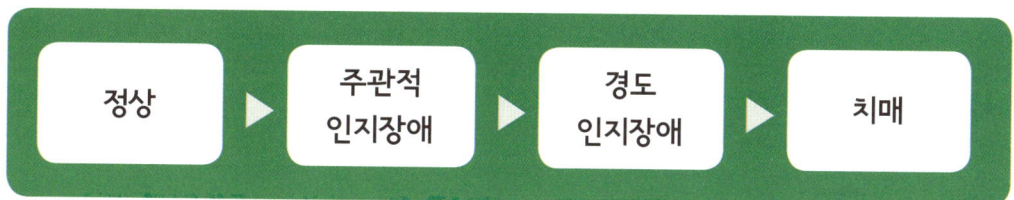

　이 세 질문에 따라 각 단계의 상태를 살펴보면, '정상'은 본인이 기억력이나 다른 인지기능의 문제를 주관적으로 호소하지 않고, 객관적인 신경심리검사에서 문제가 나타나지 않으며, 일상생활 수행능력에도 어려움이 없는 상태를 의미합니다.

　'주관적 인지장애'는 본인이 기억력이나 다른 인지기능의 문제를 주관적으로 호소하지만, 객관적인 신경심리검사에서는 문제가 나타나지 않고, 일상생활 수행능력도 이전과 같이 잘 유지되는 상태를 말합니다. 정상적인 노화 과정으로 볼 수 있지요.

　'경도인지장애'는 치매의 전조 증상을 보이는 단계이기에 주의를 필요로 합니다. 본인 스스로 기억력이나 다른 인지기능에 문제가 있음을 인지하며, 직장 동료나 가까운 보호자처럼 제3자의 눈에도 이상 징후가 감지됩니다. 객관적인 신경심리검사에서도 인지기능의 문제가 발견되나, 일상생활을 하는 데 영향을 미칠 정도는 아니어서 이전과 같은 생활은 유지할 수 있는 상태입니다. 연구마다 조금씩 차이가 있기는 하지만, 65세 이상의 노인 가운데 경도인지장애의 유병률은 약 25%이며, 매년 이들 중 약 10~15%가 치매로 발전하는 것으로 알려져 있습니다. 따라서 경도인지장애 단계라고 해서 안심할 것이 아니라, 치매 예방을 위한 치료 및 보호자의 지속적인 관심이 필요합니다.

　'치매'는 본인은 물론이고, 보호자가 보더라도 기억력이나 다른 인지기능의 문제가 뚜렷이 인식되고, 객관적인 신경심리검사에서도 인지장애가 여러 영역에 걸쳐 관찰되며, 이러한 인지장애로 인해 혼자서 일상생활을 수행할 수 없는 상태를 의미합니다.

★ 치매의 원인과 종류는 무엇인가요?

많은 사람이 '치매'를 '병명'으로 알고 있습니다. 하지만 '치매'는 위에서 설명한 것처럼 인지기능에 심각한 장애가 발생하고, 이로 인해 혼자 일상생활을 할 수 없는 '상태'를 의미하는 용어입니다. 이런 '치매' 상태를 발생시키는 질환은 매우 다양합니다. 여러 연구를 통해 지금까지 발견된 질환의 수만 약 50여 종에 이르지요. 우리가 익히 잘 알고 있는 '알츠하이머병' 또한 치매를 일으키는 원인 중 하나입니다. 이처럼 원인이 되는 병이 다양하다 보니, 환자마다 치매로의 진행 양상이 제각각이고, 치료 방법도 달라집니다. 원인 질환에 따라 상태가 계속해서 나빠지고 이전 모습으로 되돌아가지 않는 퇴행성 치매가 있는가 하면, 재활이나 약물을 통해 치료가 가능한 치매도 있습니다.

아래에 치매를 일으키는 다양한 원인 질환 가운데 대표적인 질환 몇 가지를 소개합니다.

• 알츠하이머병 (Alzheimer's disease)

알츠하이머병은 퇴행성 치매의 대표적인 질환입니다. 치매의 절반 이상이 알츠하이머병으로 인해 나타나지요. 이 병에 걸리면 뇌에 아밀로이드(amyloid)라는 이상 단백질이 생겨나고 쌓이면서 정상 뇌세포가 손상됩니다. 진행은 서서히 이루어지는데, 제일 먼저 기억장애가 발생합니다. 이후 이름 대기 장애, 계산 능력의 저하, 방향감각의 저하가 나타나고, 나중에는 남을 의심하거나 공격적인 행동을 보이는 행동장애가 동반됩니다. 그리고 이러한 증상들이 심해지면서 종국에는 독립적으로 일상생활을 할 수 없게 됩니다.

• 혈관 치매 (Vascular dementia)

혈관 치매는 뇌졸중(뇌출혈, 뇌경색)과 같은 뇌혈관 질환에 의하여 뇌 조직이 손상을 입어 치매가 발생하는 경우를 총칭합니다. 종류가 매우 다양한데, 대표적으로는 뇌로 향하는 큰 혈관들이 반복적으로 막히면서 생기는 다발성 뇌경색 치매(multi-infarct dementia), 한 번의 뇌경색으로 인하여 치매가 생기는 전략적 뇌경색 치매(single strategic infarct dementia), 작은 혈관의 막힘이 반복되어 서서히 치매가 생기는 피질하 혈관 치매(subcortical vascular dementia)가 있습니다.

혈관 치매는 갑자기 발생하는 경우가 많으며, 상당 부분 진행되고 나서야 증상이 인지되는 알츠하이머병과 달리 초기부터 한쪽 신체의 마비 증상, 구음장애, 보행장애, 시야장애 등 신경학적인 증상을 동반하는 경우가 많습니다. 뇌졸중이 발생하였다고 해서 반드시 혈관 치매가 되는 것은 아니며, 뇌졸중 발생 후에 객관적인 신경심리검사에서 인지장애가 관찰되며, 이런 인지기능의 문제로 인해 혼자 일상생활을 하기 어려운 상태일 때 혈관 치매로 진단될 수 있습니다. 뇌졸중이 발생했을 당시에는 인지기능에 문제가 발견되었더라도 시간이 지남에 따라서 호전되는 경우도 있기 때문에, 일정 시간이 지난 후에 자세한 신경심리검사를 통해 인지기능의 문제를 확인해야 합니다.

• **전두측두치매 (Frontotemporal dementia)**

전두측두치매는 두뇌의 전두엽에서부터 측두엽까지 위축이 발생하여 이로 인해 인지장애가 생기는 것을 말합니다. 첫 증상은 주로 성격 변화나 이상행동으로 나타나며, 판단력이 떨어지고 감정 조절 및 충동 억제가 잘되지 않아 사람들과의 관계에서 문제가 생기고, 보호자를 곤란하게 하는 경우가 많습니다. 평균 발병 연령은 50-60대로 젊은 편입니다.

★ 뇌의 구조와 역할은 무엇인가요?

아주 오래전 사람들은 인간의 생각과 행동의 원천이 심장이라고 생각했습니다. 그러나 뇌 과학이 발전함에 따라 그것이 심장이 아닌 뇌가 하는 일이라는 것이 밝혀졌지요. 말하고, 기억하고, 판단하는 인간의 모든 행동은 바로 우리 몸무게의 2%밖에 되지 않는 뇌의 활동으로 결정됩니다.

더불어 뇌 과학은 뇌의 구조와 기능 또한 밝혀내었습니다. 인간의 뇌는 상황에 따라서 여러 구조가 동시에 협력하여 기능하기도 하지만, 기본적으로는 각자 서로 다른 기능을 맡으며 분화되어 있습니다. 대표적인 예가 바로 왼쪽 뇌(좌반구)와 오른쪽 뇌(우반구)입니다.

왼쪽 뇌

왼쪽 뇌는 주로 언어와 관련된 기능을 맡고 있습니다. 역사적으로 볼 때 뇌의 인지기능에 대한 연구는 언어에서 시작되었습니다. 따라서 언어기능을 맡는 뇌를 '우세반구'라고 부릅니다. 언어기능이란 사람들과 대화할 때 자신이 하고 싶은 말을 유창하게 표현하고, 상대의 말을 이해하여 상황이나 문장에 맞게 단어를 표현하는 능력을 의미합니다. 학습된 언어를

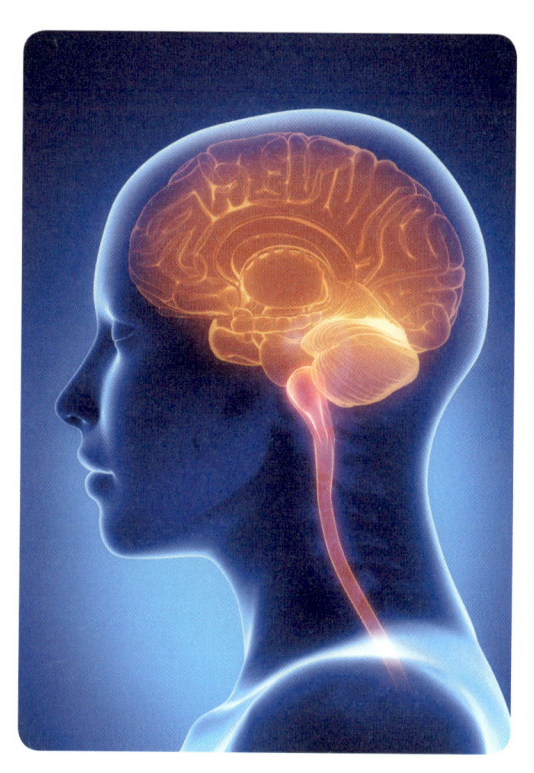

읽고 쓰는 것 또한 포함되지요.

왼쪽 뇌가 하는 일 중 무엇보다 중요한 것은 말이나 글로 이루어진 정보를 듣고 저장한 뒤, 필요할 때 꺼내어 쓸 수 있도록 하는 일입니다. 즉, 왼쪽 뇌는 언어적 정보의 학습과 기억 면에서 핵심적인 역할을 맡고 있습니다.

대부분의 사람은 왼쪽 뇌가 우세반구이며, 오른손잡이 중 96%가 왼쪽 뇌에서 언어기능을 맡고 있습니다. 그렇다면 왼손잡이인 사람은 어떨까요? 많은 사람이 왼손잡이는 오른손잡이와 반대로 오른쪽 뇌에서 언어기능을 맡고 있을 거라고 오해합니다. 그러나 왼손잡이도 70%의 사람들은 왼쪽 뇌에서 언어기능을 맡고 있습니다.

그 밖에도 왼쪽 뇌는 숫자의 계산, 자기 신체의 위치나 이름을 인식하는 일, 도구를 사용하는 방법을 익히고 필요할 때 이를 자연스럽게 사용하도록 하는 일 등 다양한 역할을 맡고 있습니다. 예를 들어 똑같이 젓가락을 보았을 때 우리나라 사람과 서양인의 반응이 어떻게 다를지 한번 떠올려 보세요. 처음 본 젓가락을 어떻게 쓸지 몰라 당황해하는 서양인과 달리, 우리나라 사람은 능숙하게 사용할 수 있을 것입니다. 심지어 젓가락으로 물건을 집는 것을 떠올리기만 해도 뇌가 반응하여 손이 저절로 움직이지요. 그 역할을 왼쪽 뇌가 담당하고 있습니다.

오른쪽 뇌

오른쪽 뇌는 비언어기능을 담당하고 있습니다. 역사적으로 오른쪽 뇌는 비언어기능을 담당하는 '비우세반구'이기 때문에 언어기능을 담당하는 왼쪽 뇌보다 상대적으로 덜 주목을 받았습니다. 그래서 오른쪽 뇌의 기능 연구는 비교적 늦게 이루어졌습니다.

오른쪽 뇌의 기능은 시각적·공간적 정보의 처리와 관계가 있습니다. 사물을 보고 그것이 무엇인지, 또는 사람을 보고 그가 누구인지 알아보는 '무엇what'에 대한 정보처리를 맡고 있지요. 또한 약도나 그림과 같은 2차원 공간에서 사물의 위치를 찾거나, 3차원 공간 내에서 길을 잃지 않고 목적지까지 찾아갈 수 있도록 하는 '어디where'에 대한 정보처리도 담당합니다. 오른쪽 뇌는 이렇게 처리된 시공간 정보를 저장한 뒤에 나중에 필요할 때 꺼내어 쓸 수 있도록 해 줍니다. 시각적 기억 면에서 중요한 역할을 하는 셈이지요. 우리가 갔던 길을 잃어버리지 않고 다음에 다시 찾아갈 수 있는 것도 모두 오른쪽 뇌가 잘 작동한 덕분입니다.

더불어 오른쪽 뇌는 정서나 음악, 미술과 같은 예술적 활동에서도 핵심적인 역할을 합니다.

★ 대뇌는 어떻게 구성되어 있을까?

사람의 뇌는 우리 몸무게의 2% 밖에 차지하지 않지만 심장에서 20%의 혈액을 공급받고 신체가 사용하는 에너지의 25%를 소비하는 부분입니다. 대뇌의 내부 구조를 살펴보면 바깥쪽에 있는 회백질이라는 부분과 안쪽에 있는 백질이라는 부분으로 나눌 수 있습니다. 둘 중에서 바깥쪽에 있는 회백질 부분이 중요한데 이 부분이 바로 인지기능을 담당합니

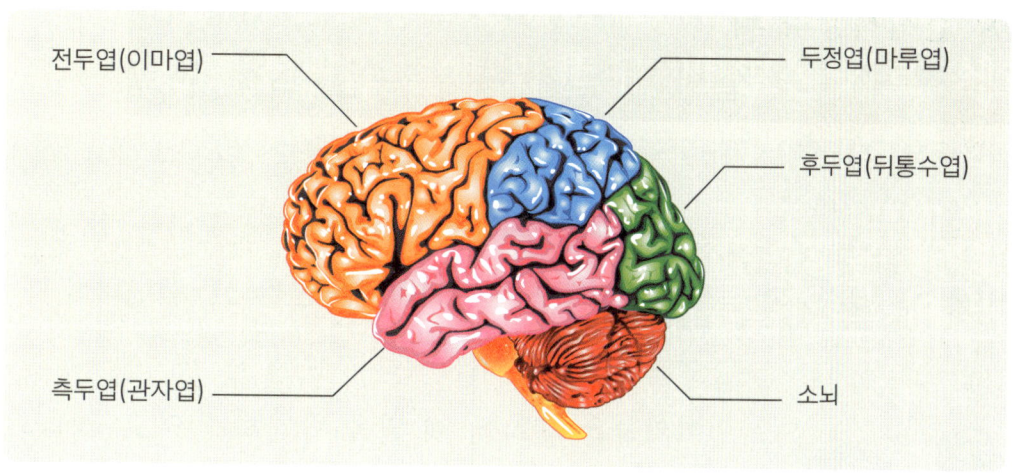

다. 백질은 멀리 떨어져 있는 뇌의 바깥쪽 부분들끼리 정보를 주고 받을 수 있도록 연결해 주는 역할을 합니다. 뇌의 표면이라고 할 수 있는 회백질은 평평한 구조로 되어 있지 않고 구불구불하게 주름져 있어서 더 많은 정보를 효과적으로 처리할 수 있게 만들어져 있습니다. 위쪽으로 올라온 부분은 이랑이라고 부르고 계곡처럼 안쪽으로 들어가 있는 부분을 고랑이라고 부릅니다. 대뇌는 비교적 크게 움푹 들어간 고랑을 따라서 몇 개의 구조물로 나눌 수 있습니다. 가장 앞쪽에 있는 부분을 전두엽(이마엽)이라 부르는데 전두엽은 어떤 목표를 설정하고, 그 목표를 이루기 위해 계획하고, 전략을 짜는 역할을 하고 상황을 판단하고 결정하는 것과 같은 역할을 하게 됩니다. 뇌의 관리자와 같은 역할을 맡고 있다고 할 수 있습니다. 전두엽의 뒤쪽에 있는 부분을 두정엽(마루엽)이라고 부르는데 왼쪽 두정엽은 계산하기, 읽고 쓰기, 도구사용과 관련된 기능, 오른쪽 두정엽은 길찾기 같은 '어디'와 관련된 정보처리를 담당하게 됩니다. 양쪽 귀 옆에 있는 측두엽(관자엽)의 안쪽 깊숙한 곳에 해마라는 중요한 부분이 있는데, 이 부분은 새로운 정보를 학습하고 저장하는 데 핵심적인 역할을 하게 됩니다. 뇌의 가장 뒤쪽에 있는 후두엽(뒤통수엽)은 눈으로 들어온 시각적 정보를 받아서 처리하는 데 중요한 역할을 하게 됩니다.

★ 인지기능과 뇌

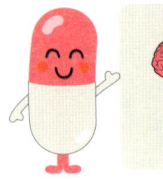 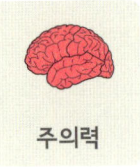 주의력은 모든 인지과제를 수행하는 데 있어 기본이 되는 필수 기능으로, 문제를 푸는 동안 주의가 분산되지 않도록 집중력을 발휘하게 해 줍니다. 특정 영역을 떠나 모든 뇌 영역이 주의력과 관련되어 있다고 볼 수 있습니다.

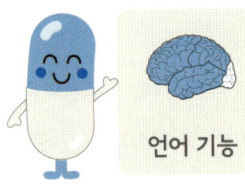 언어기능은 대화할 때 말을 유창하게 하고, 상대의 말을 잘 이해하며, 단어를 적절하게 표현하는 능력을 말합니다. 뿐만 아니라 읽고, 쓰고, 계산하는 능력까지 포함하지요. 주로 왼쪽 뇌의 기능과 관계가 있습니다. 왼쪽 뇌의 전두엽(이마엽)은 말하기, 측두엽(관자엽)은 언어 이해하기, 단어 말하기, 두정엽(마루엽)은 읽기, 쓰기, 계산하기 등을 담당합니다.

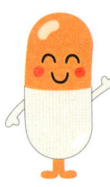 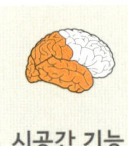 시공간기능은 시각적으로 제시되는 2차원 그림 혹은 물체를 지각하고 인식하는 능력부터, 3차원 공간에서 길을 찾거나 레고 블록을 조립하는 등의 능력을 모두 포함합니다. 주로 오른쪽 뇌의 기능과 관계가 있습니다. 오른쪽 뇌의 측두엽(관자엽)은 물체를 지각하고 인식하는 능력, 두정엽(마루엽)은 공간에서 길을 찾거나 블록을 조립하는 능력을 담당합니다.

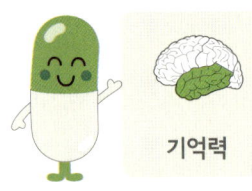 기억력은 새로운 정보를 학습하여 잘 저장해 두었다가 나중에 필요할 때 다시 꺼내어 사용하게 하는 기능입니다. 크게 언어 정보를 기억하는 언어적 기억력과 시각 정보를 기억하는 시각적 기억력으로 나눌 수 있습니다. 주로 해마를

포함하는 양쪽 측두엽(관자엽)이 담당하는데, 왼쪽 측두엽(관자엽)은 언어적 기억력과, 오른쪽 측두엽(관자엽)은 시각적 기억력과 관계가 있습니다.

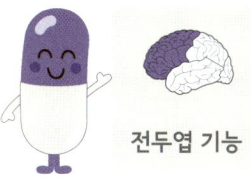

전두엽기능은 다른 말로 집행기능이라고 불려지는데, 세상을 살아가면서 목표를 세우고, 목표에 도달하기 위한 계획을 짜고, 그중에서 가장 좋은 방법을 선택하고, 실제로 실행을 하고, 실행한 방법이 잘 되었는지 평가하는 모든 과정과 관련된 기능입니다. 따라서 뇌의 오른쪽, 왼쪽 전두엽(이마엽)이 모두 관련될 수 있습니다.

★ 신경세포(neuron)는 어떻게 생겼나요?

사람의 신경계는 중추신경계와 말초신경계로 이루어져 있는데, 뇌는 그 중에서도 중추신경계에 속해 있습니다. 그리고 이런 신경계를 구성하는 가장 작은 단위가 바로 '신경세포(neuron)'입니다. 사람의 뇌는 약 1천억 개의 신경세포가 조직적으로 연결된 구조를 띠고 있습니다. 신경세포는 '세포체', '수상돌기', '축삭'이라는 구조물로 이루어져 있으며, 신경세포 간의 연결 부위를 '시냅스'라 부르는데, 각각의 신경세포들이 이를 통해 서로 정보를 주고받을 수 있습니다.

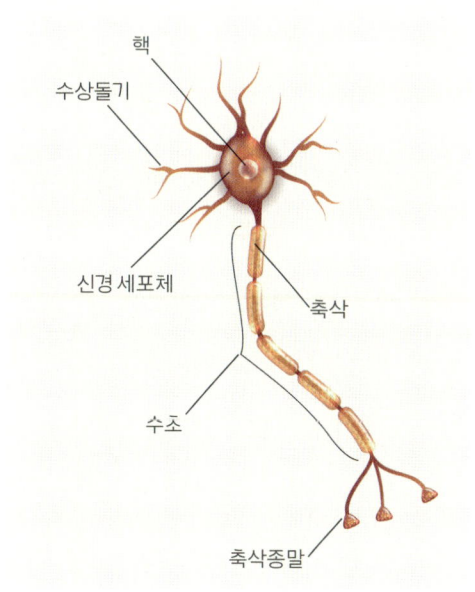

그 과정을 자세히 살펴보면, 우선 자극을 받은 신경세포가 전기신호를 만들어 세포 내에서 전기적 메시지를 전달합니다. 이렇게 만들어진 전기신호는 신경전달물질이라는 화학적 메시지로 바뀌어 다른 신경세포로 전달되지요. 이러한 메시지 전달은 시냅스라는 연결고리가 빽빽하게 많을수록, 또 연결된 신경세포가 손상 없이 튼튼할수록 더 빠르게 전달되어 뇌가 효율적으로 기능하게 됩니다. 반대로 노화나 질병으로 인해 신경세포가 손상되었거나, 시냅스 연결이 끊어졌거나 느슨할수록 뇌 기능이 제대로 작동되지 않고 효율이 떨어집니다.

★ 인지훈련이 중요한 이유는 무엇인가요?

과연 뇌도 훈련을 통해 튼튼해질 수 있을까요? 마치 신체 운동을 하면 몸의 기능이 향상되는 것처럼 말입니다. 이처럼 인지훈련은 인지기능을 향상시키기 위해 지속적인 뇌 운동을 하는 활동을 의미합니다. 기억력, 집중력, 시공간 능력, 언어 능력 및 문제 해결 능력 등 다양한 인지기능을 집중적으로 훈련해 기능을 향상하거나 유지하는 것이지요.

과거에는 인간의 뇌 기능은 나이가 들수록 저하되고, 한 번 저하된 기능은 다시 되돌릴 수 없다는 생각이 지배적이었습니다. 하지만 최근 과학기술과 뇌 연구의 발달로 뇌 가소성(뇌가 변화할 수 있다)에 대한 연구가 활발히 이루어지면서, '뇌는 일생동안 변화하며, 학습과 환경의 변화를 통해 뇌의 변화를 이끌어낼 수 있다'는 증거들이 대거 등장하였습니다. 그리고 이제 뇌는 한 번 안정화되면 변화하지 않는 기관이 아니라, 우리의 노력을 통해 변화시킬 수 있는 기관으로 인식되고 있습니다.

최근 축적된 연구 결과들을 보면, 노년기에서도 뇌 가소성의 잠재력이

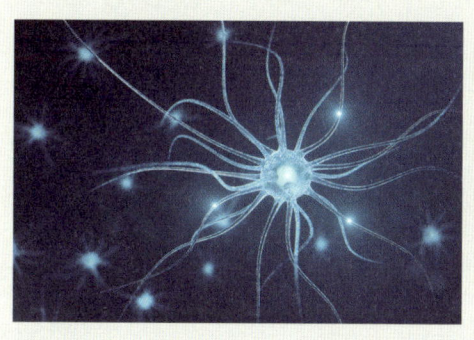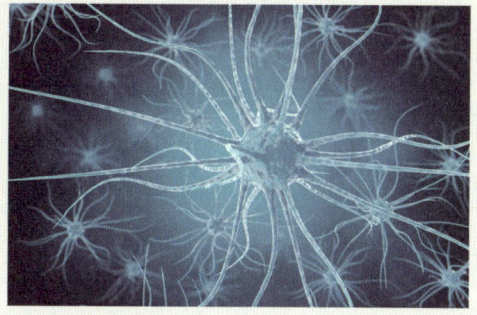

지속적인 인지훈련을 할 때 뇌 속에서 일어날 수 있는 신경망 변화(시냅스 증가)

발견되었으며, '인지훈련이 노년기의 인지기능 저하를 막을 수 있고, 치매의 발병을 늦추는 효과를 보였다'는 보고도 다수 등장합니다. 초기 치매와 경도인지장애 환자를 대상으로 한 연구들 역시 '인지훈련이 저하된 인지기능을 회복시키는 데 효과가 있다'고 밝히고 있으며, 뇌 영상 분석과 같은 최신 기술을 통해 뇌의 직접적인 변화가 입증되기도 했습니다.

이런 맥락에서 기억력, 주의력, 언어 능력 등과 같은 여러 가지 인지훈련 과제를 꾸준히, 그리고 열심히 수행하면 신경세포 간의 연결고리가 튼튼해지고(시냅스의 수가 증가하고), 뇌세포 수가 증가하는 등 뇌에 변화가 일어납니다. 그리고 이러한 변화는 인지기능의 향상으로 이어집니다.

더욱 놀라운 것은 이런 뇌의 변화가 젊은 사람뿐 아니라 노인에게서도 나타난다는 사실입니다. 그렇기 때문에 꾸준하게 인지훈련을 반복한다면 우리 뇌의 시냅스 연결고리를 더욱 튼튼하게 만들 수 있고, 노화로 인해 뇌 기능이 저하되어 치매에 이르는 일 역시 막을 수 있을 것입니다.

★ 치매 예방 문제집 《365 브레인 피트니스》 활용방법

치매 예방 문제집《365 브레인 피트니스》는 뇌의 전반적인 영역을 모두 활용할 수 있도록 인지기능을 향상시킬 수 있는 다양한 문제들로 구성되어 있습니다. 목표는 매일 3쪽씩 꾸준히 문제를 푸는 것으로, 하루는 주의력, 언어기능, 시공간기능, 전두엽기능 중 3개의 인지기능을 훈련할 수 있도록 구성되어 있고, 또 하루는 기억력 훈련이 필수적으로 포함되어 있으며, 주의력, 언어기능, 시공간기능, 전두엽기능 중 1개의 인지기능을 함께 훈련할 수 있게 되어 있습니다.

매일 꾸준히 신체적인 운동을 하면 점차 몸에 근육이 생겨 튼튼해지고 건강을 오래도록 유지할 수 있습니다. 마찬가지로 뇌 운동도 매일 꾸준히 하면 뇌에 근육이 만들어집니다. 인지기능 향상에 도움이 되는 문제들을 푸는 것만으로 뇌 기능을 향상할 수 있다는 말입니다. 365일 동안 꾸준히 브레인 피트니스를 실천함으로써 뇌를 튼튼하게 만들고 뇌 건강을 유지하도록 돕는 것이 이 책의 목적입니다.

누구나 손쉽게 뇌를 단련하자!

치매는 눈에 보이지 않게 서서히 진행되며, 뇌에서 문제가 발생한 지 약 10여 년이 지나서야 겉으로 문제가 드러나는 경우가 많습니다. 그렇다면 어떻게 치매를 막을 수 있을까요? 치매 예방의 가장 좋은 길은 남아 있는 건강한 뇌세포를 잘 관리하는 것입니다. 따라서 일찍부터 브레인 피트니스를 시작하는 것이 좋습니다.

《365 브레인 피트니스》는 치매 예방을 원하는 분이나 현재의 인지기능을 잘 유지하여 건강한 노후를 보내길 원하는 분들을 위해 만들어졌습니다. '요즘 자꾸 깜박깜박하는데 이게 혹시 치매는 아닐까?', '나중에 내가 혹시 치매 환자가 되는 건 아닐까?'라고 걱정만 하고 계시는 분이 있다면 아직 늦지 않았으니 지금 바로 브레인 피트니스를 시작하시면 됩니다.

매일 20분 정도의 시간을 투자하여 정해진 분량의 문제를 풀어 보세요. 물론 시작이 반이라는 말이 있긴 하지만, 치매 예방 문제집 《365 브레인 피트니스》의 핵심은 "매일", "꾸준히" 하는 것입니다. 매일 꾸준히 해야만 의미 있는 변화가 일어나기 때문에 하루도 빠짐없이 뇌 운동을 하는 것이 중요합니다. 그러기 위해서는 꾸준한 노력이 필요합니다.

이 책에는 다양한 난이도의 문제가 섞여 있기 때문에 어떤 문제는 너무 쉽게 느껴질 수 있고, 또 어떤 문제는 너무 어렵게 느껴질 수도 있습니다. 다양한 난이도의 문제를 풀어 보는 것이 뇌에 자극이 되고 도움이 되므로, 쉬운 문제는 가벼운 마음으로 풀어 보시고 어려운 문제는 도전하는 마음으로 풀어 보시기 바랍니다. 문제를 다 풀기 전에 성급하게 답안지를 보지 마시고, 최대한 답을 찾고자 노력하여 하루의 분량을 다 마친 후에 답을 확인해 보세요. 정답을 맞히는 것도 좋은 훈련이 되지만 왜 틀렸는지 이유를 확인하고 찾아가는 과정 역시 훌륭한 뇌 훈련이 되기 때문에 틀렸다고 실망하거나 좌절하지 않으셨으면 합니다. 열심히 고민해 보아도 틀린 부분이 이해가 되지 않는다면 가족들(배우자, 자녀, 손주 등) 또는 친구에게 질문하여 꼭 이해하고 넘어가세요. 뇌에 더욱 단단한 근육이 생기게 될 것입니다.

치매 예방 문제집 《365 브레인 피트니스》는 한 권당 한 달 동안 풀 수 있는 문제를 담았으며, 총 12권의 책으로 구성될 예정입니다.

부디 이 책을 통해 건강하고 활기찬 노년을 즐기시길 바랍니다.

저자 일동

일러두기 - 꼭 읽어주세요!

1. 《365 브레인 피트니스》는 **한 권당 1개월** 과정입니다.

2. 《365 브레인 피트니스》는 **하루에 3쪽씩** 주의력, 언어기능, 시공간기능, 기억력, 전두엽기능 중 2~3개의 인지기능을 매일 훈련할 수 있는 문제로 만들어졌습니다.

3. 《365 브레인 피트니스》는 **다양한 난이도**의 문제가 섞여 있습니다. 다양한 난이도의 문제를 풀어 보는 것이 뇌에 자극이 되고 도움이 되기 때문입니다.

4. 《365 브레인 피트니스》는 **문제를 다 풀기도 전에 성급하게 답안지를 확인하지 않는 것**을 권합니다. 정답을 맞히는 것도 좋은 훈련이 되지만 왜 틀렸는지 이유를 확인하고 찾아가는 과정 역시 훌륭한 뇌 운동이 될 수 있습니다. 답을 맞히지 못했다고 실망하거나 좌절하지 마시고, 주위 분들에게 질문하여 꼭 이해하고 넘어가세요. 뇌에 더욱 단단한 근육이 생기게 될 것입니다.

5. 《365 브레인 피트니스》는 **"매일"**, **"꾸준히"** 하는 것이 **핵심**입니다. 1년 365일 동안 브레인 피트니스(뇌를 튼튼하게 하는 운동)를 실천함으로써, 건강한 뇌를 유지하는 데 도움을 받으실 수 있을 것입니다.

365 Brain Fitness
365 브레인 피트니스

⑪

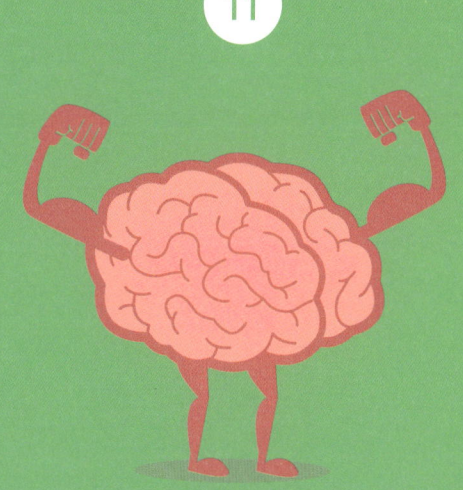

튼튼하고 건강한 뇌를 위해
1년 365일 매일매일 꾸준히 문제를 풀어 보세요!

자, 그럼 시작해볼까요?

1일

날짜: _____ 년 _____ 월 _____ 일 _____ 요일 날씨: _____
시작 시각: _____ 시 _____ 분   마친 시각: _____ 시 _____ 분

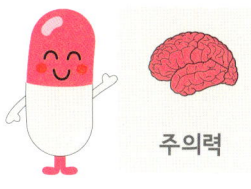
주의력

다음은 묵찌빠 게임입니다. 어떤 손을 내야 이길 수 있을까요? 보기 처럼 해당 손에 ○ 표시해 보세요.

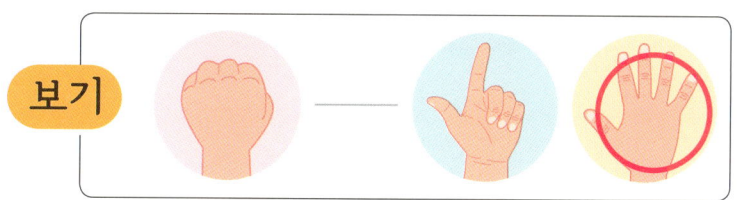

1. 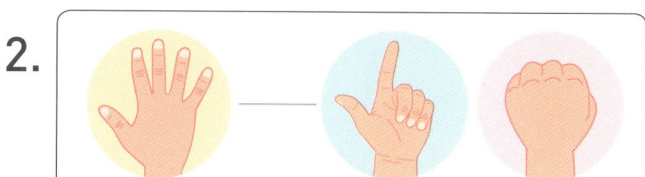   2.

3. 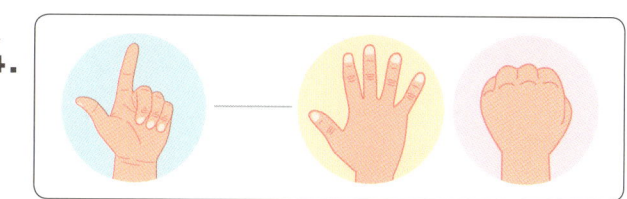   4.

5. 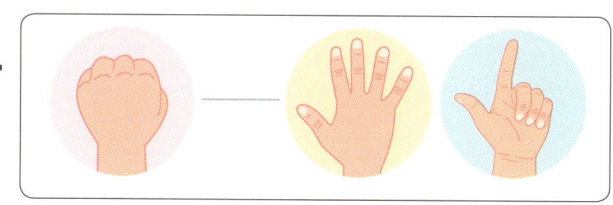   6.

7. 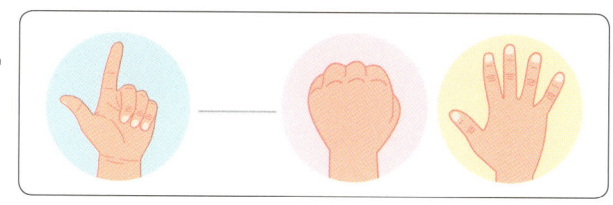   8.

9. 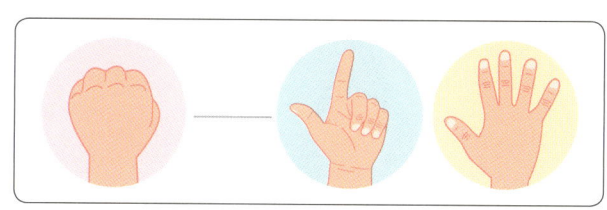   10.

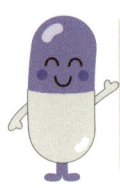 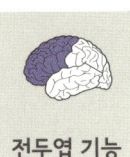

보기 를 참고하여 알맞은 답에 ◯ 표시해 보세요.

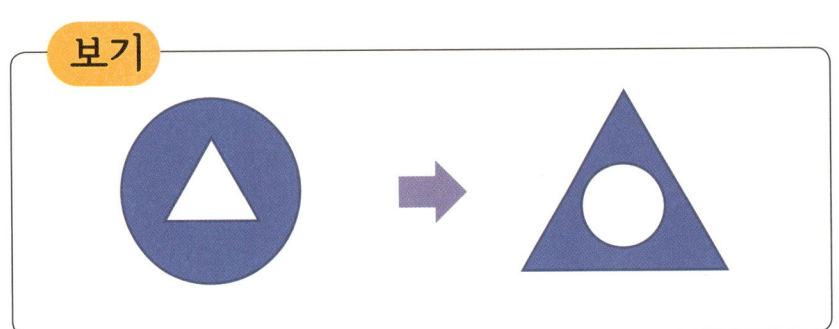

1.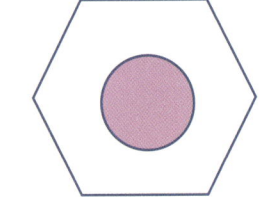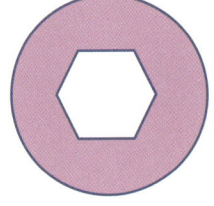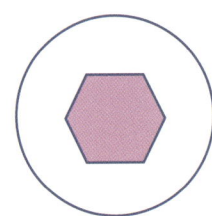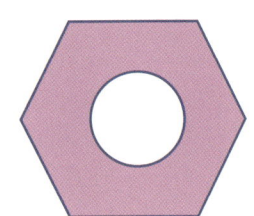

2.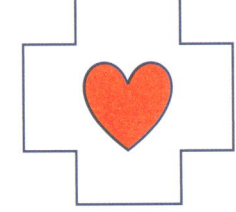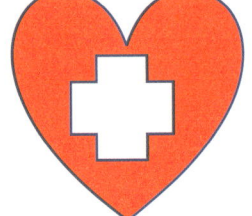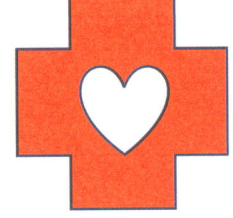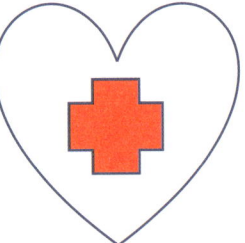

3.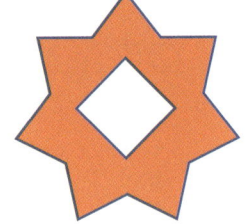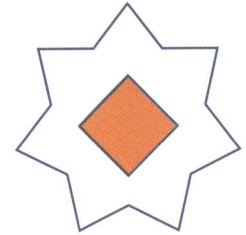

4.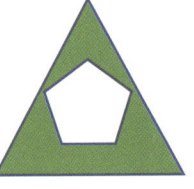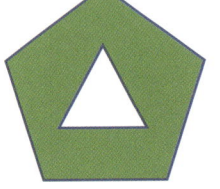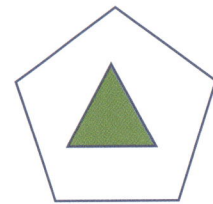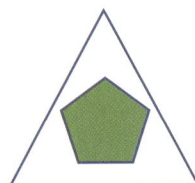

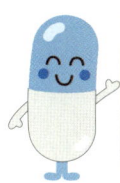 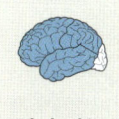
언어 기능

다음 사진에 대한 올바른 설명 글에 모두 ○ 표시해 보세요.

1.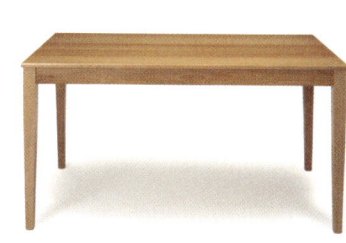
   ① 다리가 있다.
   ② 보드랍다.
   ③ 스스로 움직일 수 있다.
   ④ 책을 올려 둘 수 있다.

2.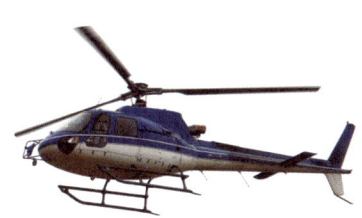
   ① 폭신폭신하다.
   ② 날개가 있다.
   ③ 사람을 태울 수 없다.
   ④ 페달을 교대로 밟아 움직일 수 있다.

3.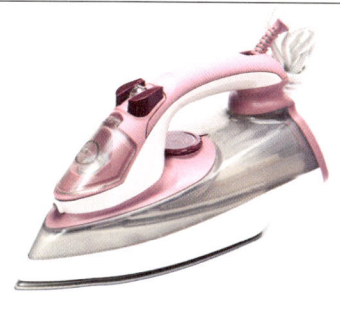
   ① 딱딱하다.
   ② 바닥을 차갑게 해서 쓴다.
   ③ 전기가 필요하다.
   ④ 스스로 움직일 수 있다.

4.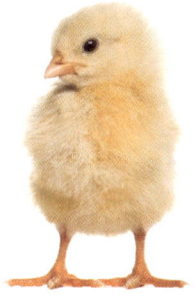
   ① 보드랍다.
   ② 스스로 움직일 수 있다.
   ③ 소리를 낼 수 있다.
   ④ 날개가 있다.

2일

날짜: _____ 년 ___ 월 ___ 일 ___ 요일   날씨: _____
시작 시각: ___ 시 ___ 분   마친 시각: ___ 시 ___ 분

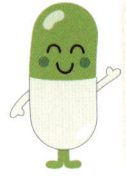 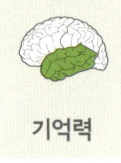
기억력

다음 문제를 풀어 보세요. 그리고 각 카드에 그려진 도형의 개수, 색, 모양을 기억해 두세요.

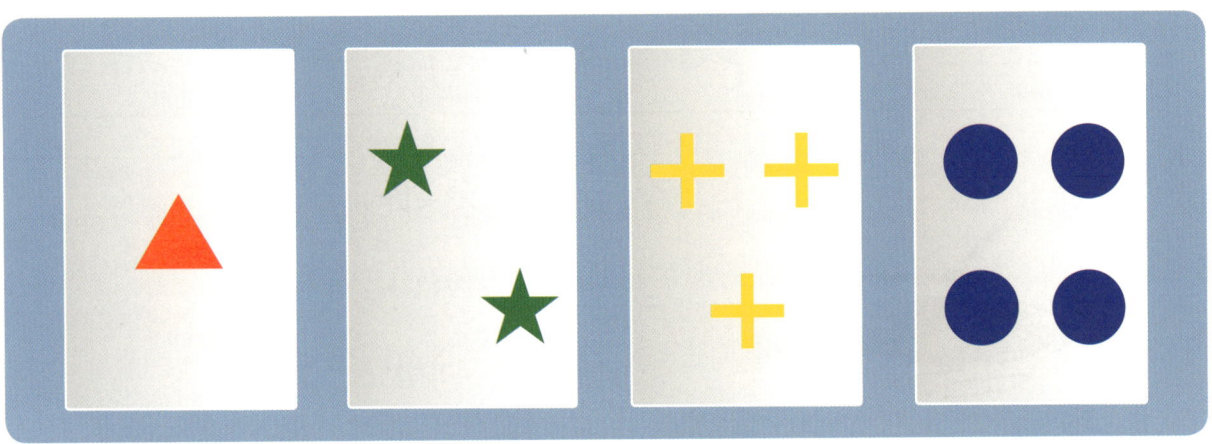

1. 각 카드에 그려진 도형의 색을 순서대로 적어 보세요.
   (   ), (   ), (   ), (   )

2. 각 카드에 그려진 도형 모양을 순서대로 적어 보세요.
   (   ), (   ), (   ), (   )

3. 카드 속 파랑 도형은 모두 몇 개인가요? (   )

4. 도형이 두 개인 색깔을 적어 보세요. (   )

5. 카드 속 노란색 도형은 무슨 모양인가요? (   )

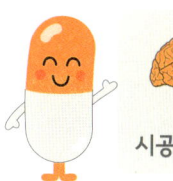
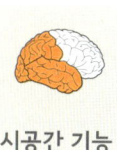

다음 직선들을 이등분하려면 세 개의 빨간 막대기 중 어느 것을 골라야 할지 각각 ○ 표시해 보세요.

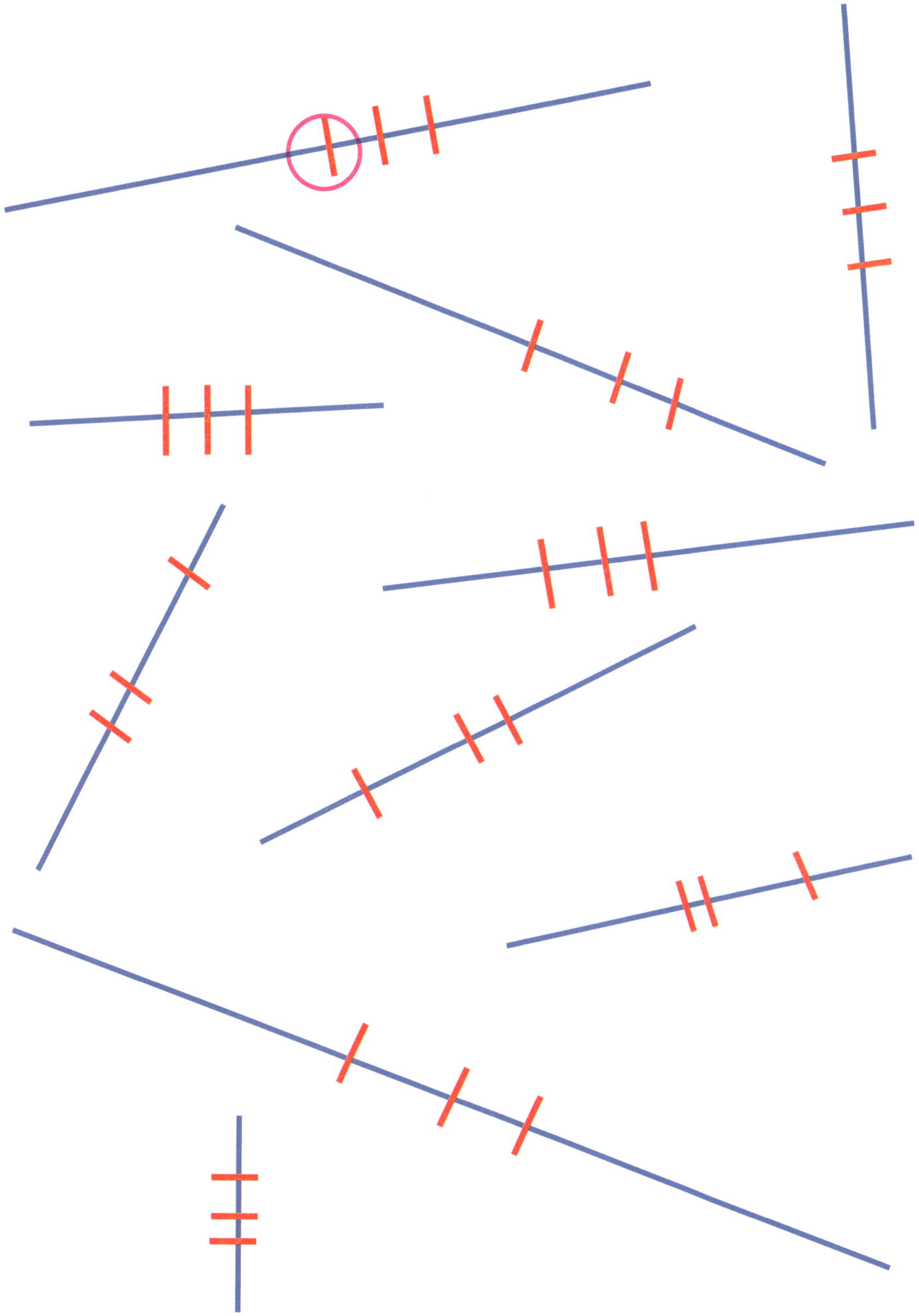

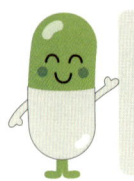 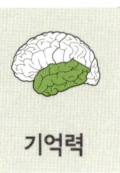 기억력 앞 장(26쪽)에서 보았던 4장의 카드를 찾아 ○ 표시해 보세요.

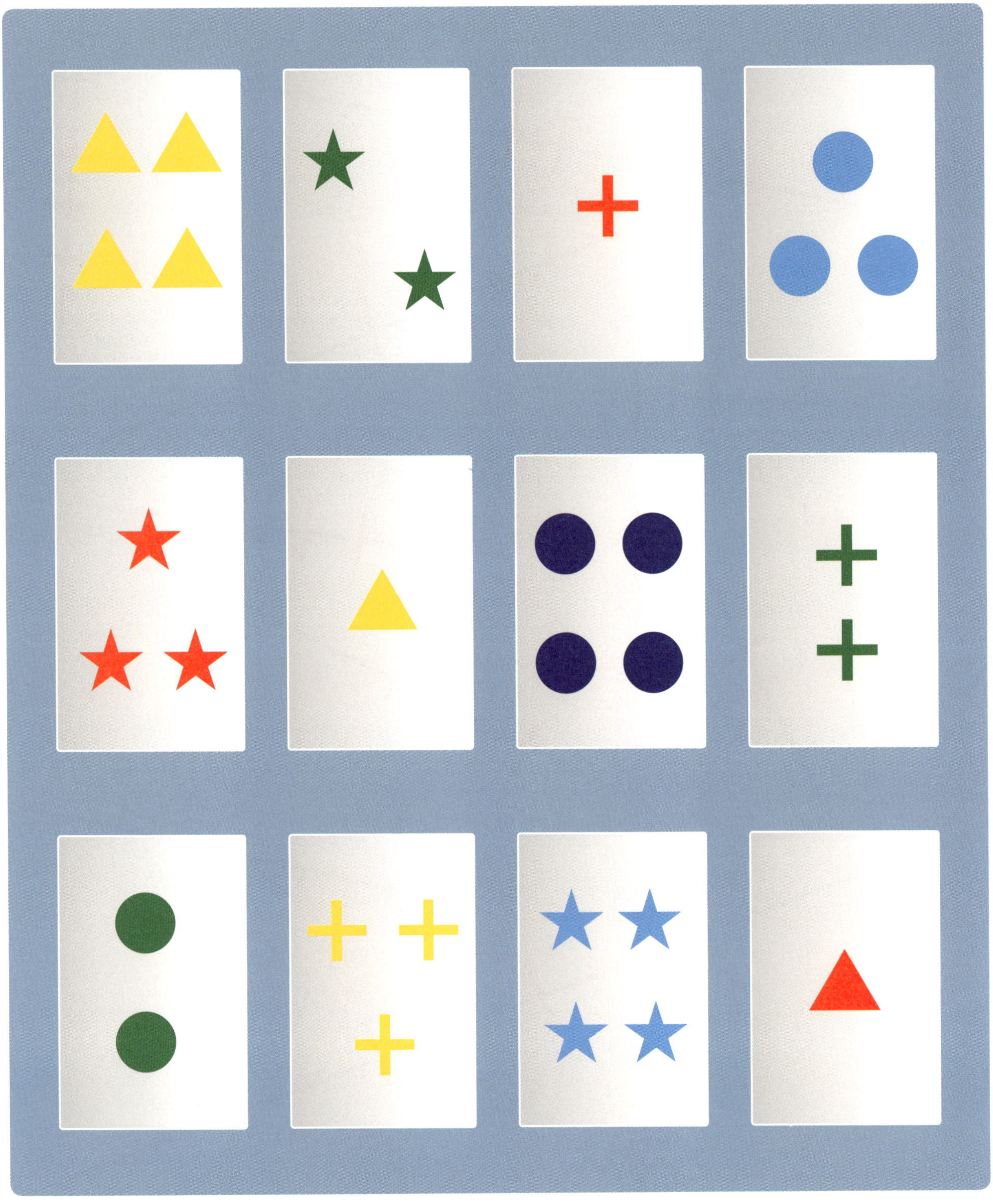

3일

날짜: _____ 년 ___ 월 ___ 일 ___ 요일   날씨: _____
시작 시각: ___ 시 ___ 분   마친 시각: ___ 시 ___ 분

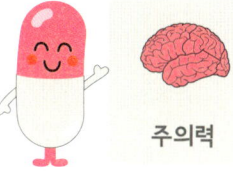
주의력

다음에서 ⊘이 모양을 모두 찾아 ⊗이 모양이 되도록 사선을 그어 보세요.

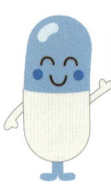 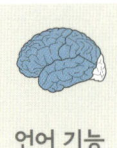

언어 기능

오늘은 제시한 글자로 글짓기를 해볼게요. 보기 처럼 자유롭게 3행시를 만들어 보세요.

보기

고	고향집을 생각하면
무	무지개가 자주 생기던 언덕에서
신	신나게 뛰어 다니던 생각이 납니다.

오	
미	
자	

기	
지	
개	

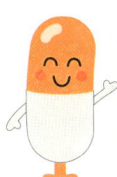 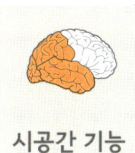 시공간 기능

다음 그림은 여러 그림이 겹쳐져 있습니다. 어떤 그림들인지 **보기** 에 ○ 표시해 보세요.

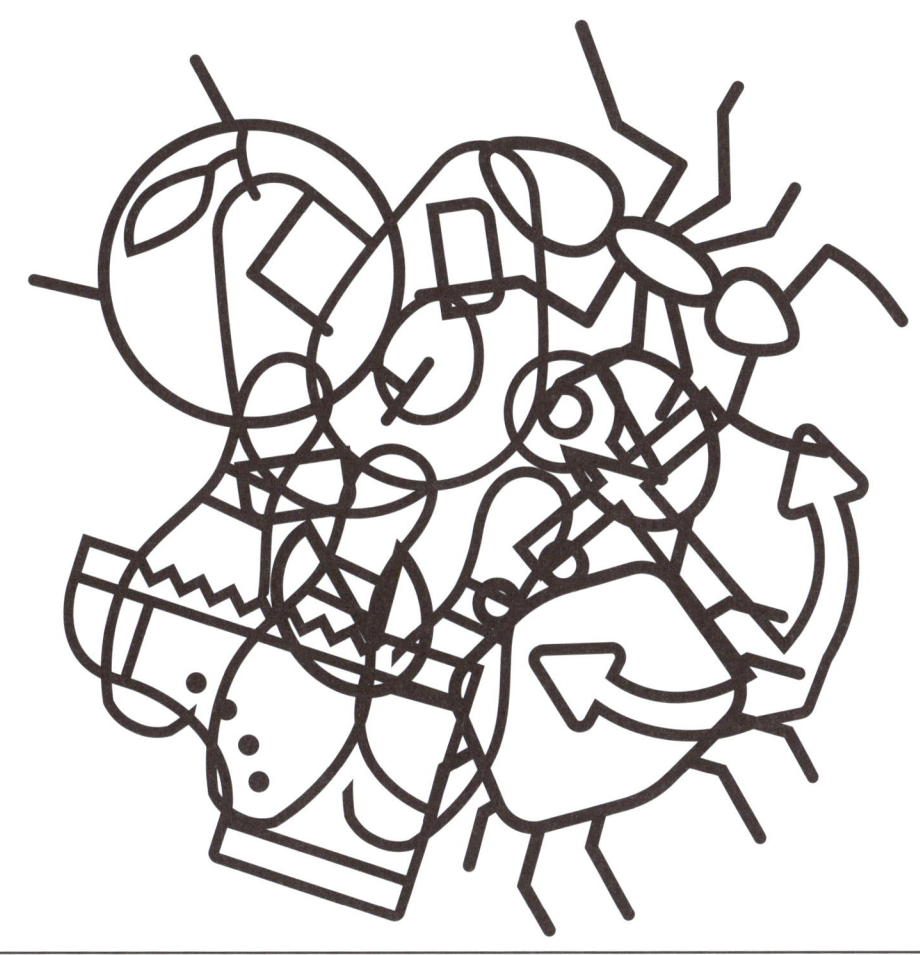

보기

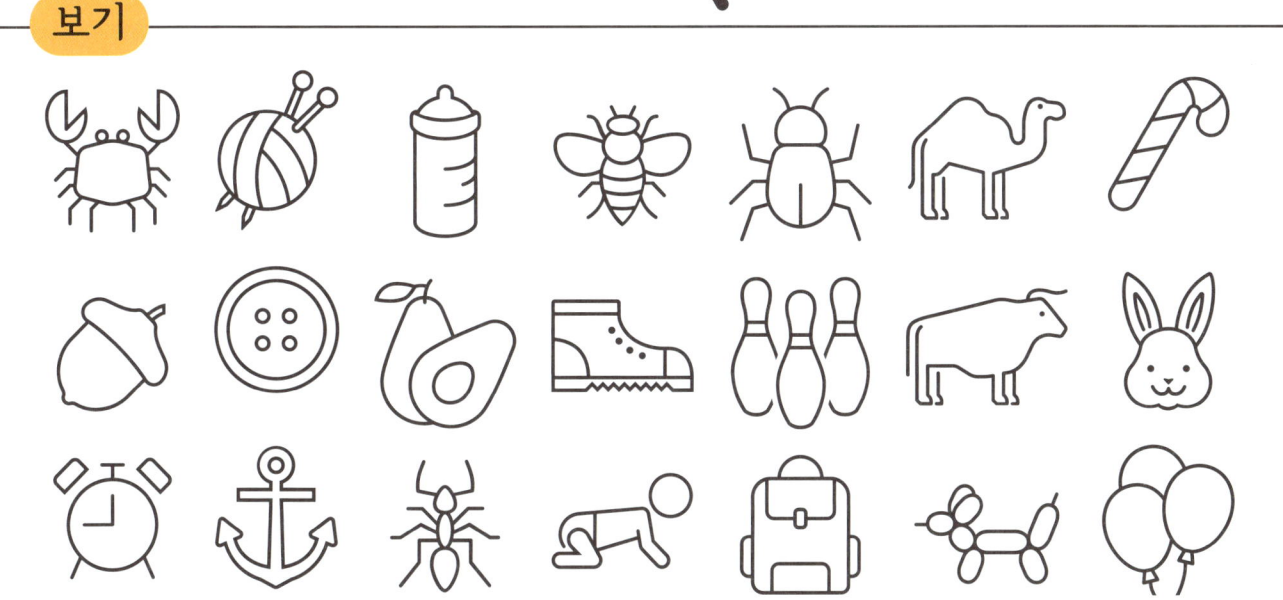

4일

날짜: _____년 _____월 _____일 _____요일 날씨: _____
시작 시각: _____시 _____분   마친 시각: _____시 _____분

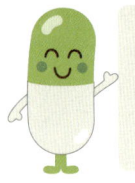 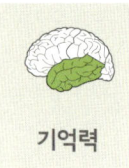
기억력

한 엘리베이터에 같은 동 주민들이 탑승해 있습니다. 그림을 보고 몇 층에 살고 있는지 해당 층에 표시해 보세요. 그리고 잘 기억해 두세요.

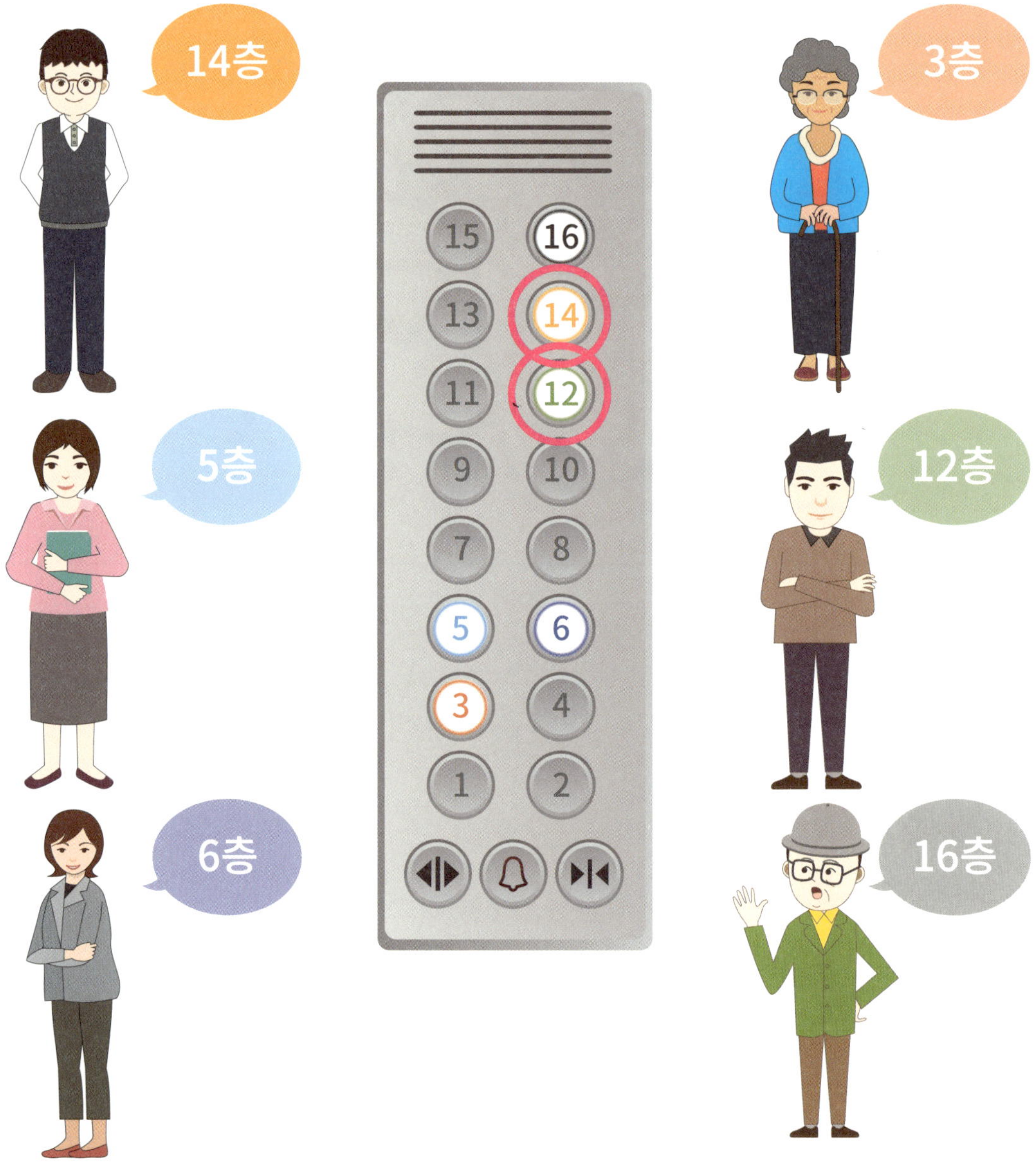

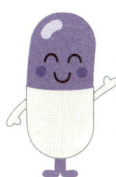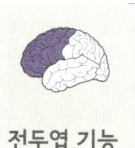

전두엽 기능

보기의 규칙을 잘 이해해서 빈칸에 들어갈 모양을 그려 넣어 보세요.

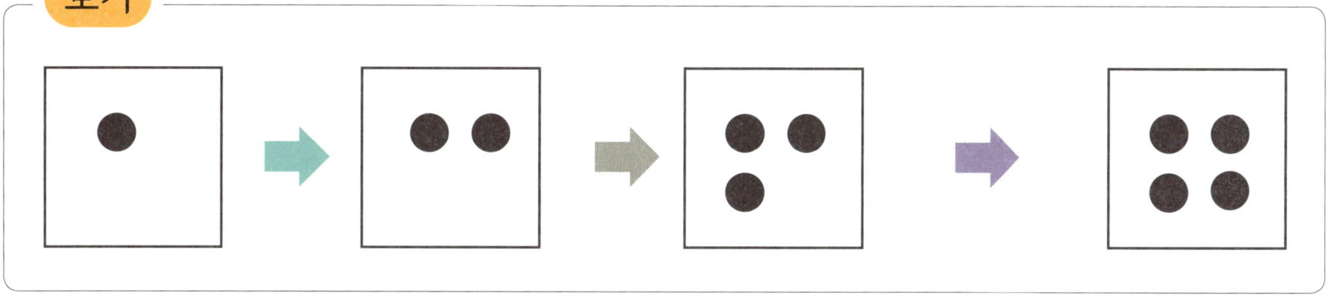

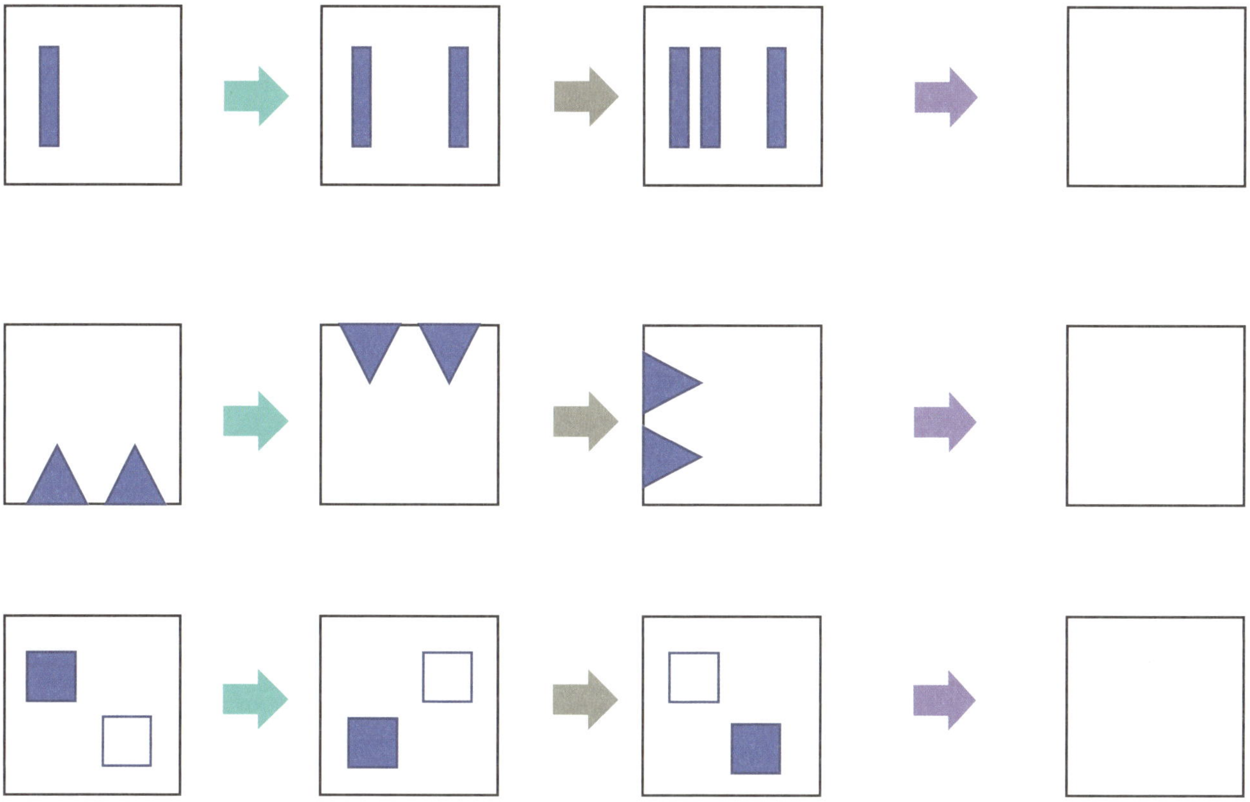

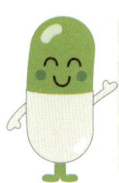 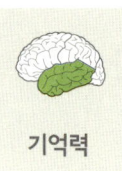 앞 장(32쪽)에서 본 엘리베이터 버튼이 모두 꺼져버렸어요. 당신이 다시 눌러 주셔야 합니다. 몇 층이었는지 적고 버튼에 ○ 표시도 해보세요.

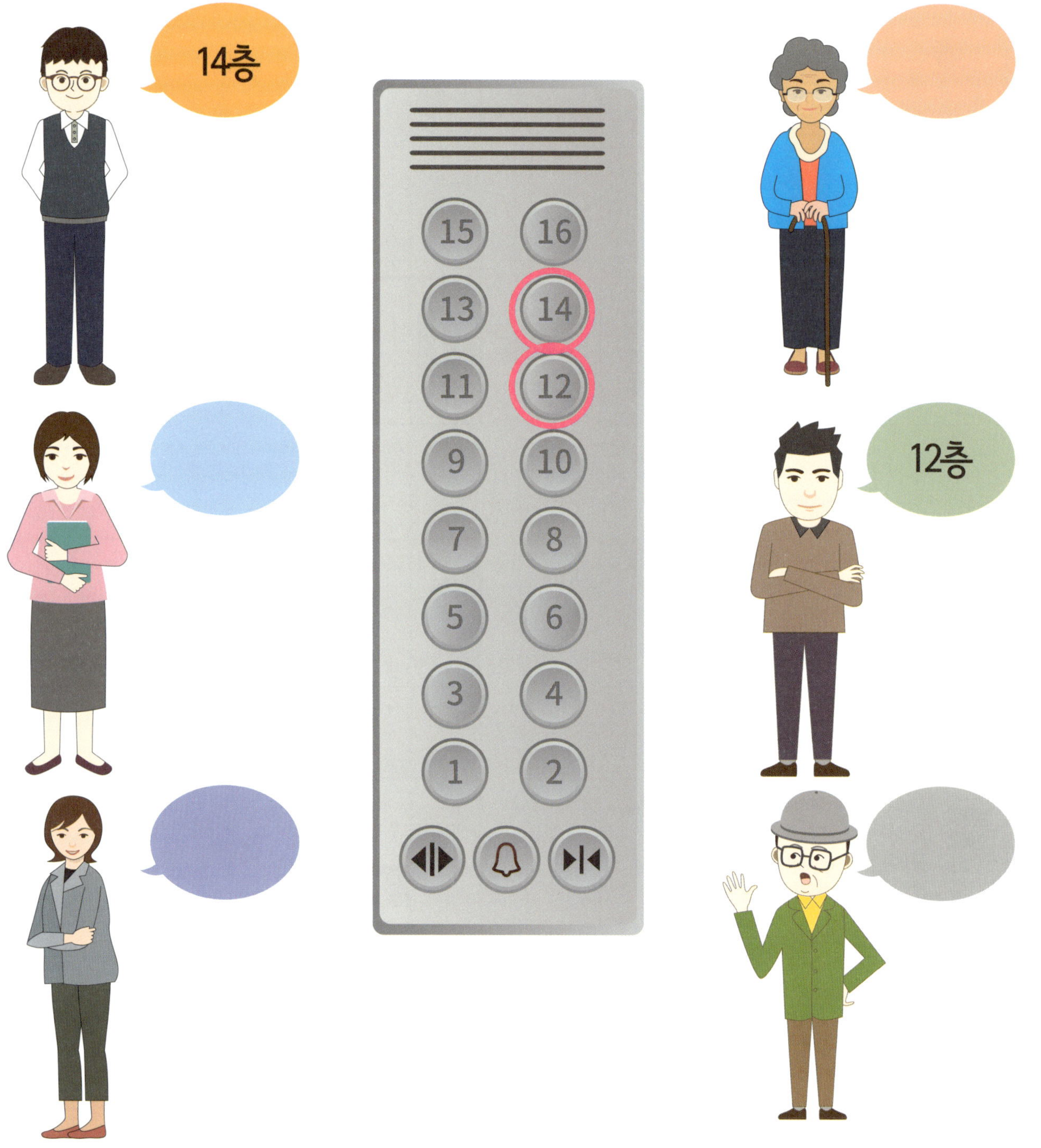

14층

12층

5일

날짜: _____ 년 ____ 월 ____ 일 ____ 요일 날씨: _____
시작 시각: ____ 시 ____ 분   마친 시각: ____ 시 ____ 분

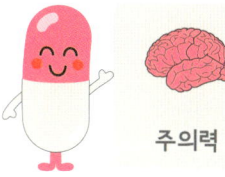
주의력

맨 왼쪽 그림보다 개수가 하나 더 많은 것에 ○ 표시 해 보세요.

1.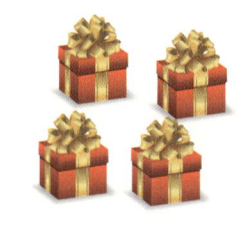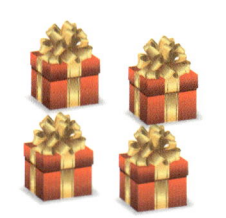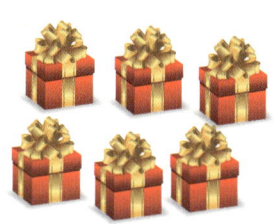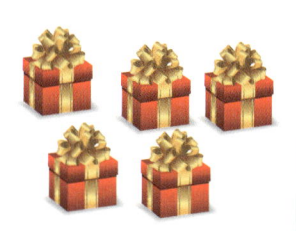

2.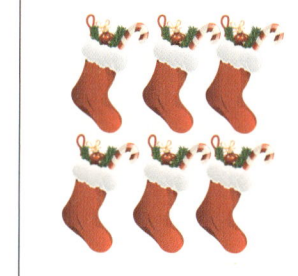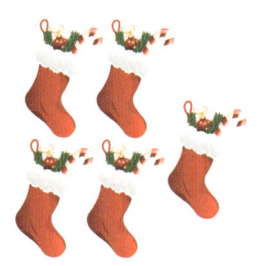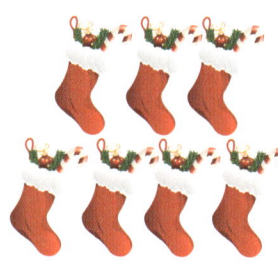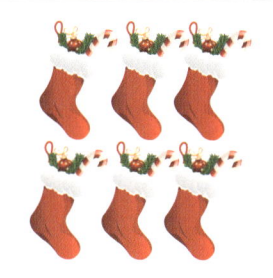

3.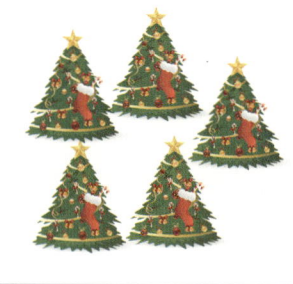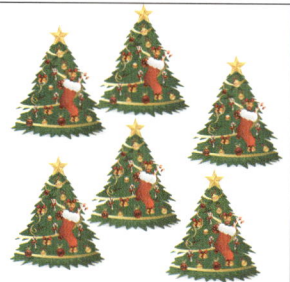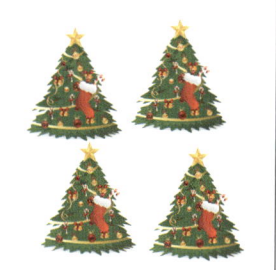

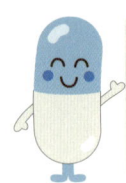 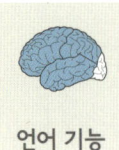 언어 기능

다음 상황에서 넘어진 희철에게 할 수 있는 적절한 말은 몇 번인가요? (   )

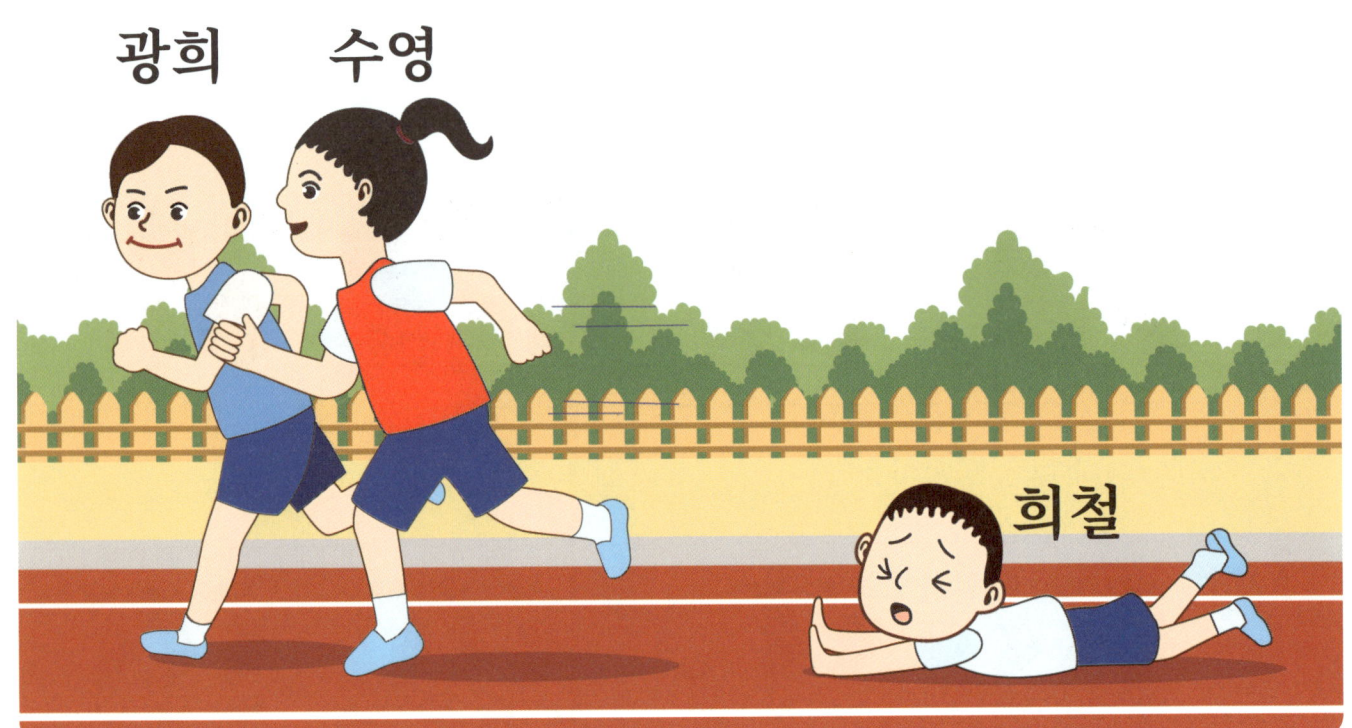

① 너 때문에 우리 팀이 졌잖아.

② 어디 다친 곳은 없니? 괜찮아?

③ 와, 내가 이겼다!

④ 넌 달리기 연습을 안했구나!

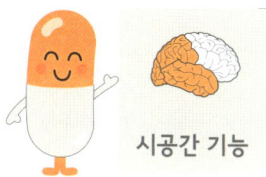

다음은 '허원 의원'의 내부 모습입니다. 김영탁 씨는 오늘 신경과 진료가 있는 날입니다. 신경과는 어디에 있는지 설명을 읽고 몇 번인지 적어 보세요. (　　　)

* 신경과는 엘리베이터와 가까이 있습니다.
* 신경과는 화장실을 마주보고 있습니다.
* 신경과는 정형외과 왼쪽에 위치해 있습니다.

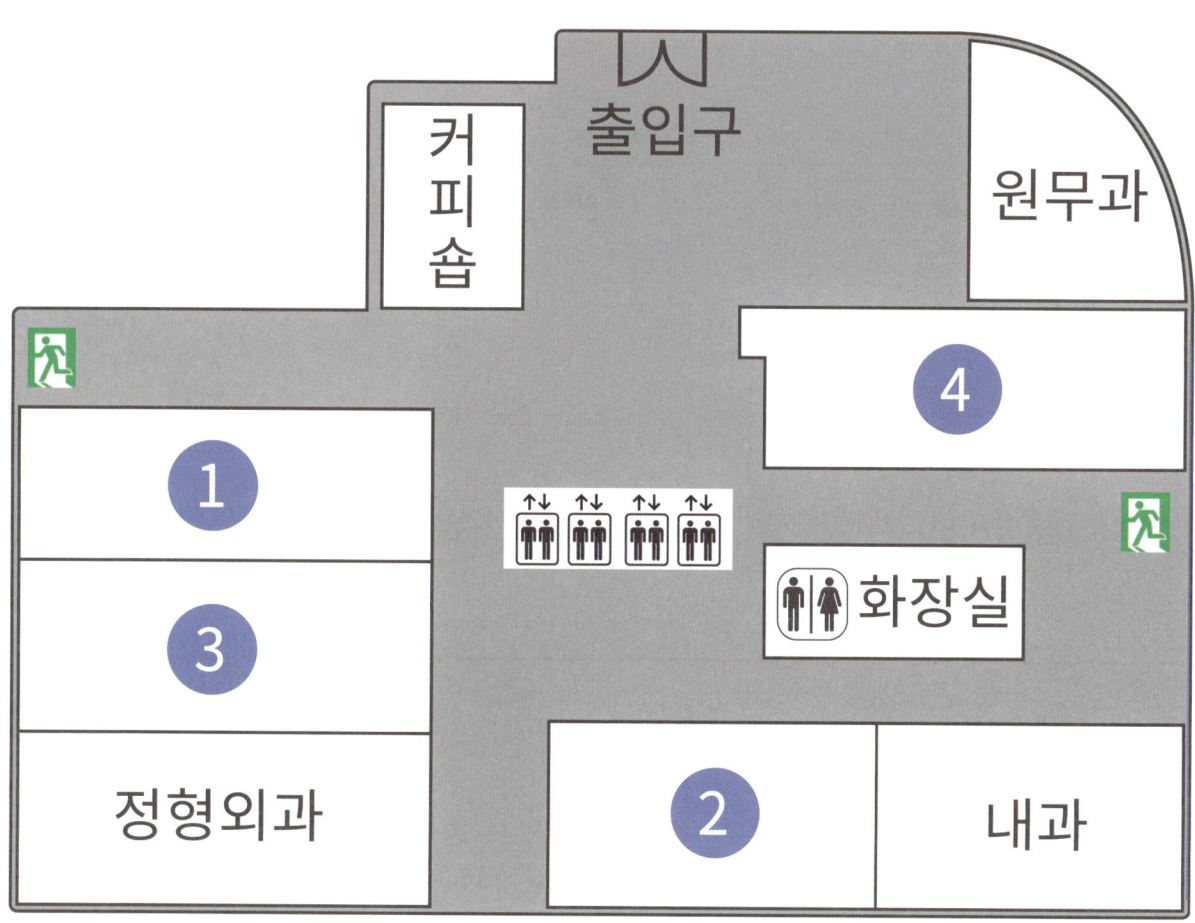

6일

날짜: _____ 년 ___ 월 ___ 일 ___ 요일   날씨: _____
시작 시각: ___ 시 ___ 분   마친 시각: ___ 시 ___ 분

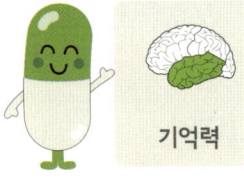
기억력

다음은 '올바른 손 씻기 9단계'입니다. 단계별 순서와 내용을 잘 기억해 두세요.

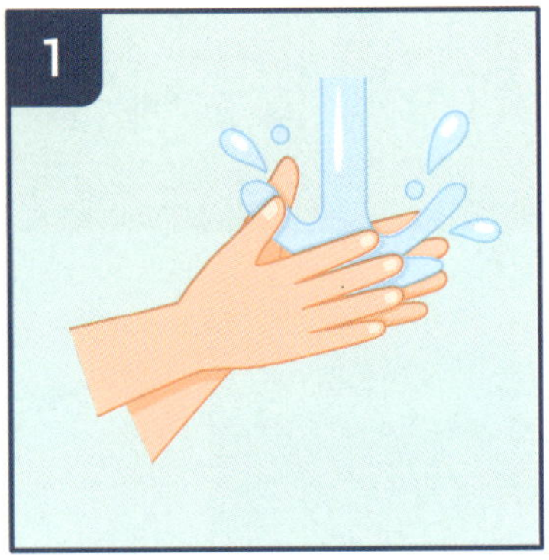

1 손에 물 묻히기	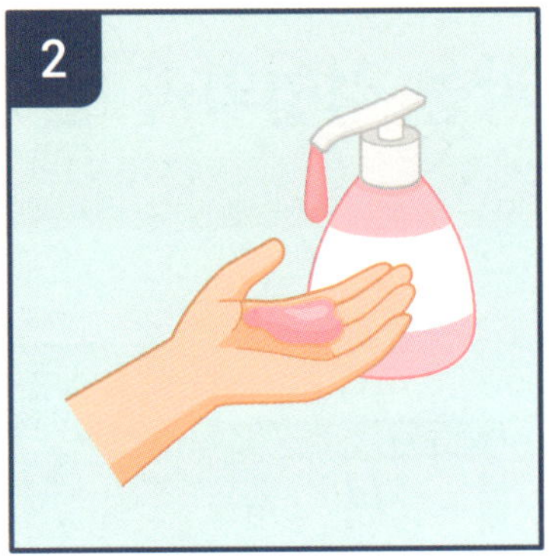 2 비누 사용	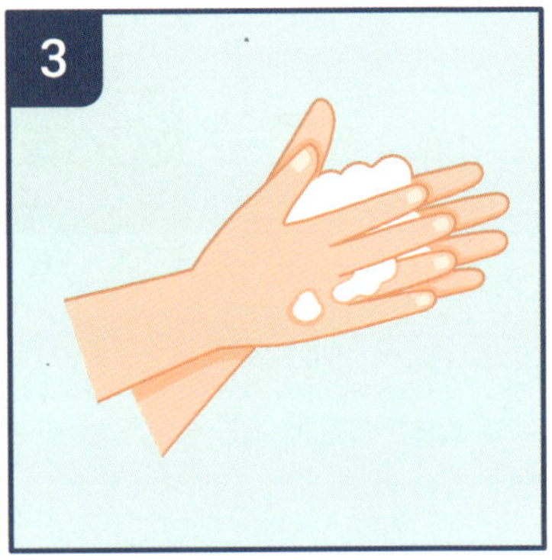 3 손바닥과 손바닥
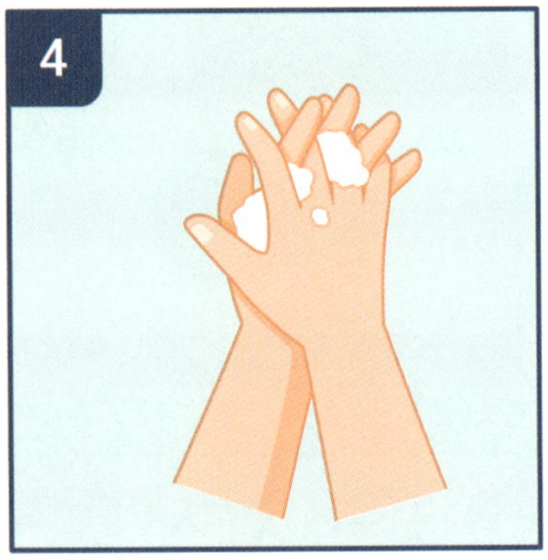 4 손가락 사이	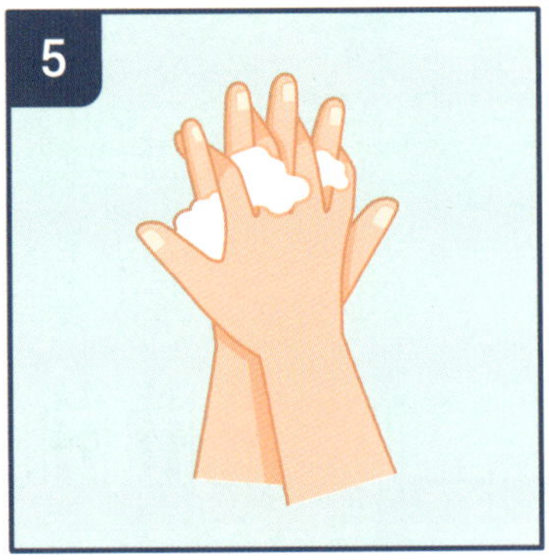 5 손등과 손바닥	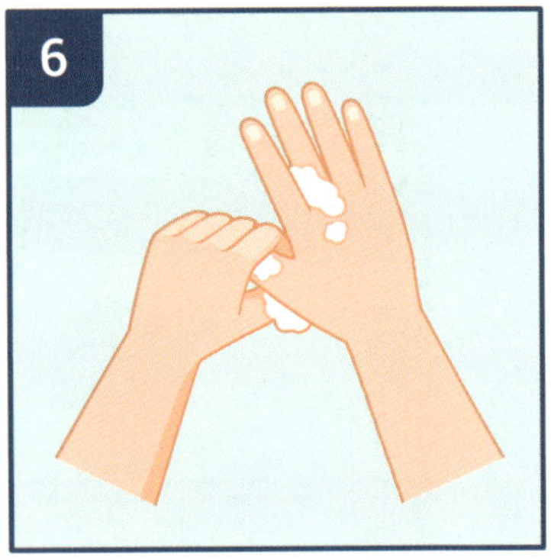 6 엄지손가락
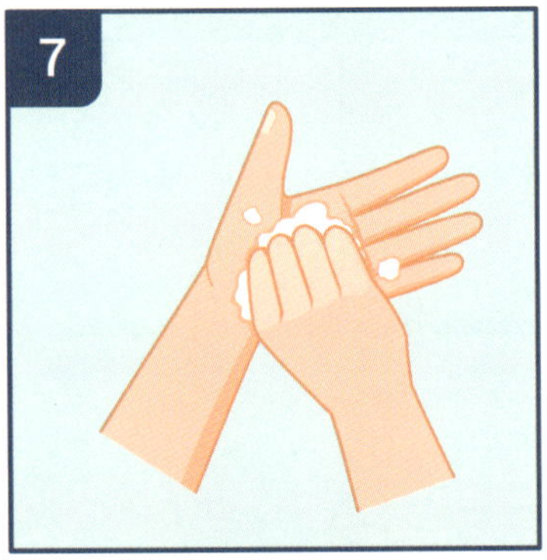 7 손톱 밑	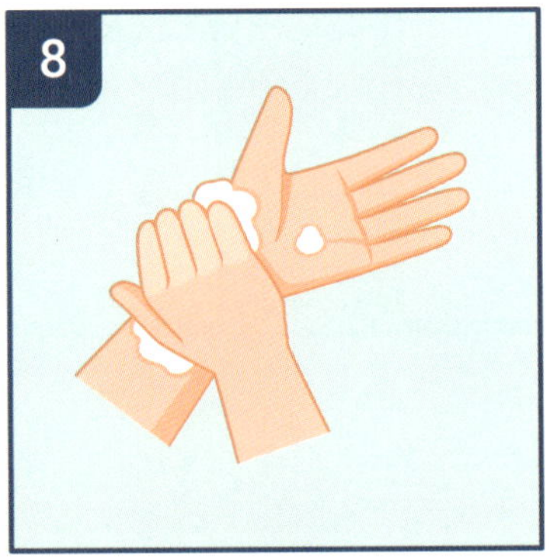 8 손목	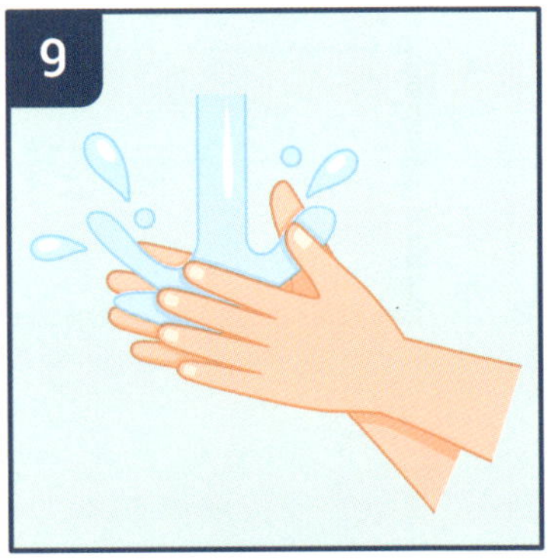 9 헹구기

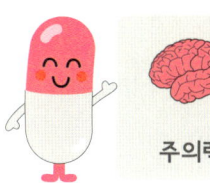

다음에서 50보다 작은 수를 찾아 모두 △ 표시해 보세요.

45	51	75	15	38	54	29
52	35	18	94	60	83	11
22	81	33	47	77	14	65
31	90	28	55	42	56	23
62	17	98	26	93	12	72
25	64	43	57	39	80	66
54	19	59	70	35	13	49
74	30	21	99	16	36	53

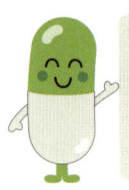 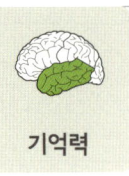

앞 장(38쪽)에서 기억한 '올바른 손 씻기 9단계'를 떠올려 동작에 맞는 번호를 (   )에 적어 보세요.

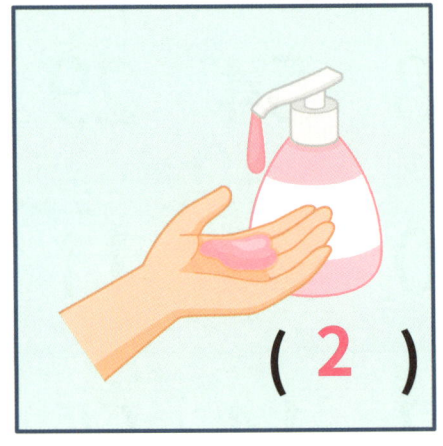
(2)

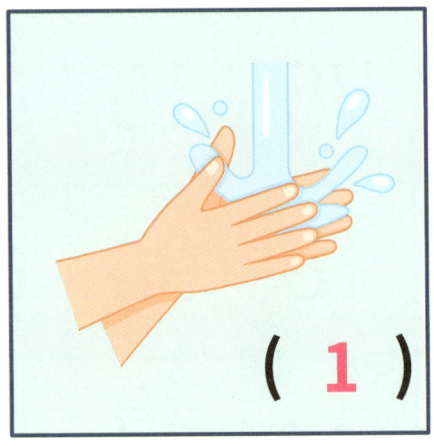
(1)

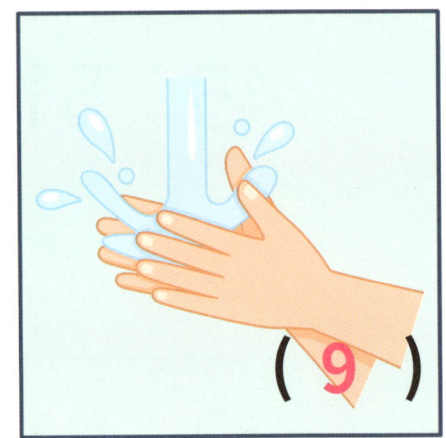
(9)

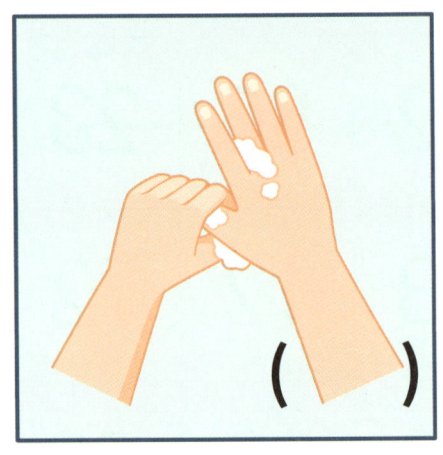
(   )

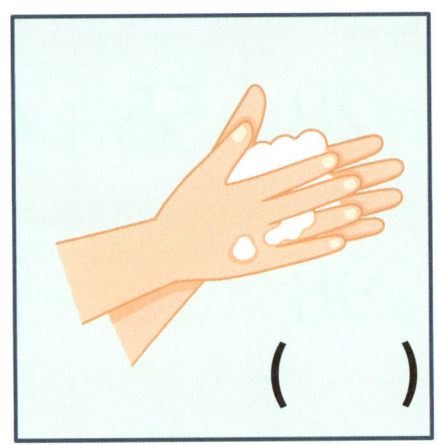
(   )

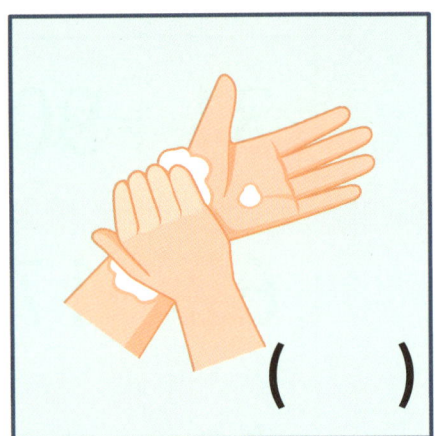
(   )

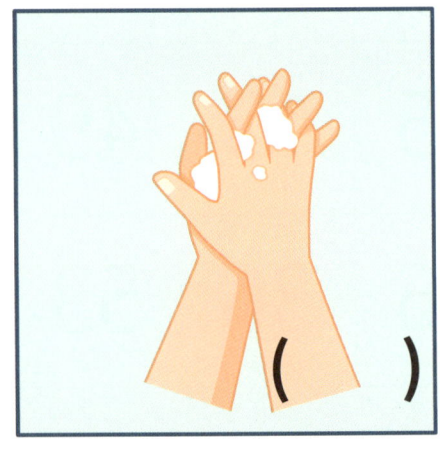
(   )

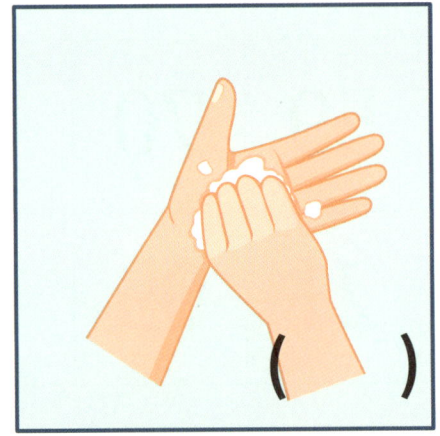
(   )

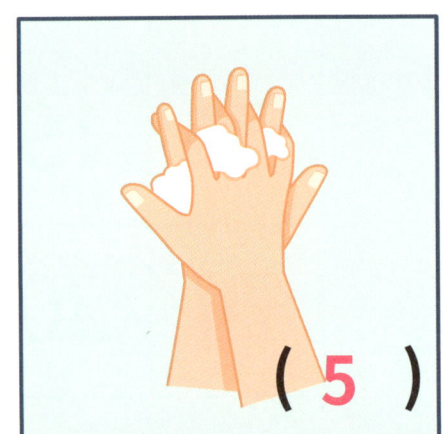
(5)

7일

날짜: _____ 년 ___ 월 ___ 일 ___ 요일   날씨: _____
시작 시각: ___ 시 ___ 분   마친 시각: ___ 시 ___ 분

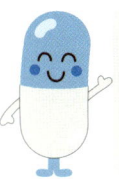 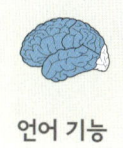 다음 제시한 단어를 모두 사용하여 적절한 문장으로 만들어 보세요.

1. 튼튼해 / 훈련을/ 뇌도 / 질 / 수 / 통해 / 있을까요?

 _____

2. 매일 / 만들어집니다. / 하면 / 뇌에 / 뇌 운동도 / 꾸준히 / 근육이

 _____

3. 관리하는 / 뇌세포를 / 치매 / 가장 / 예방의 / 좋은 / 건강할 때 / 잘 / 것입니다. / 길은

 _____

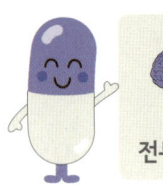 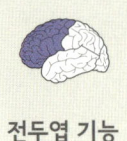

다음 모자 8개를 3가지 기준으로 정해 나누려고 합니다. 우선 어떤 기준으로 나눌지 적고, 기준에 해당하는 번호도 (   )에 적어 보세요.

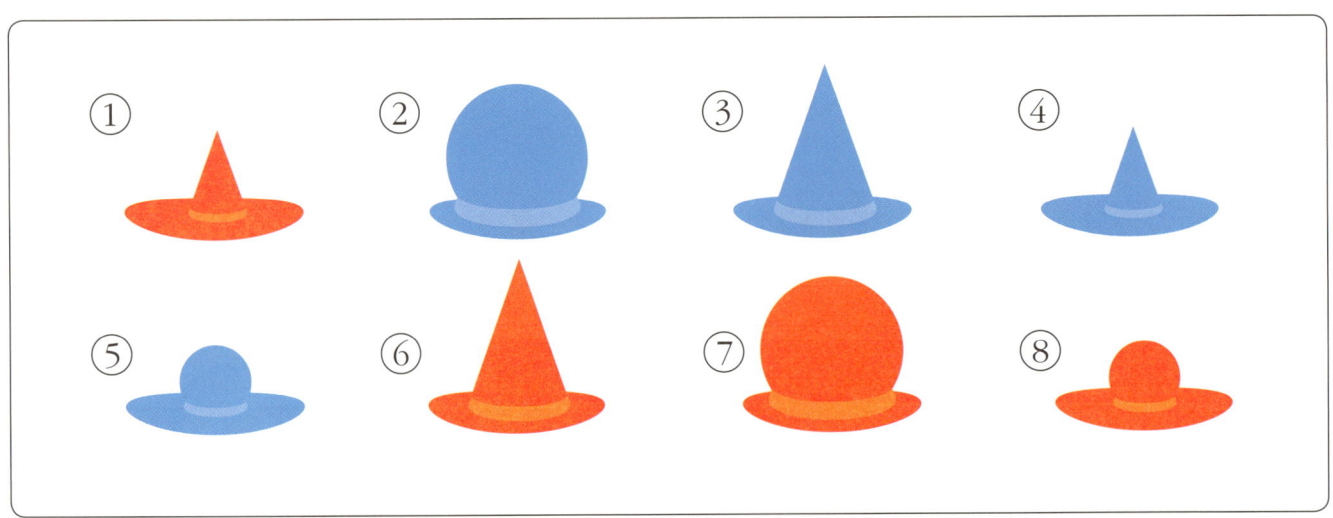

1. 기준 1: __색상: 빨강, 파랑__

   (1 , 6 , 7 , 8) | (2 , 3 , 4 , 5)

2. 기준 2: _____

   (,   ,   ,   ) | (,   ,   ,   )

3. 기준 3: _____

   (,   ,   ,   ) | (,   ,   ,   )

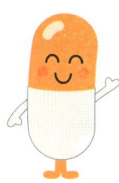 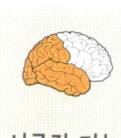

시공간 기능

다음 화살들이 최종 도달하는 과녁 옆에 화살표 번호를 적어 보세요.

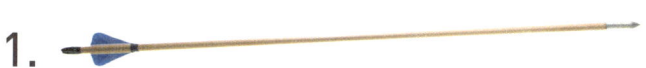
1.

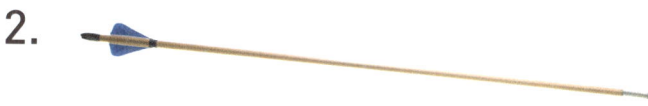
2.

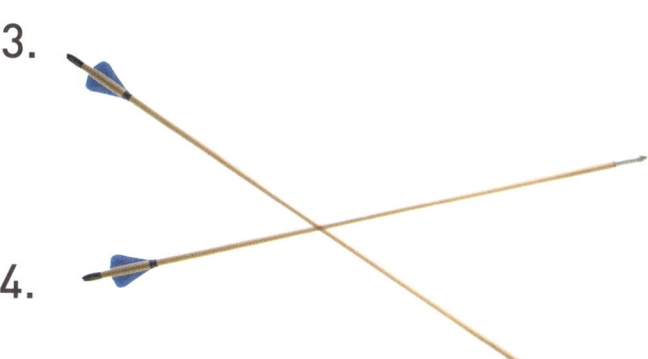
3.
4.

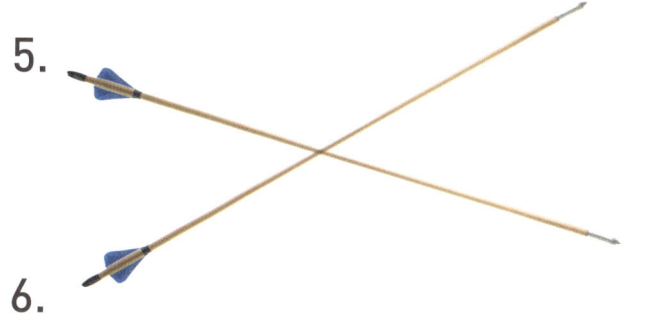
5.
6.

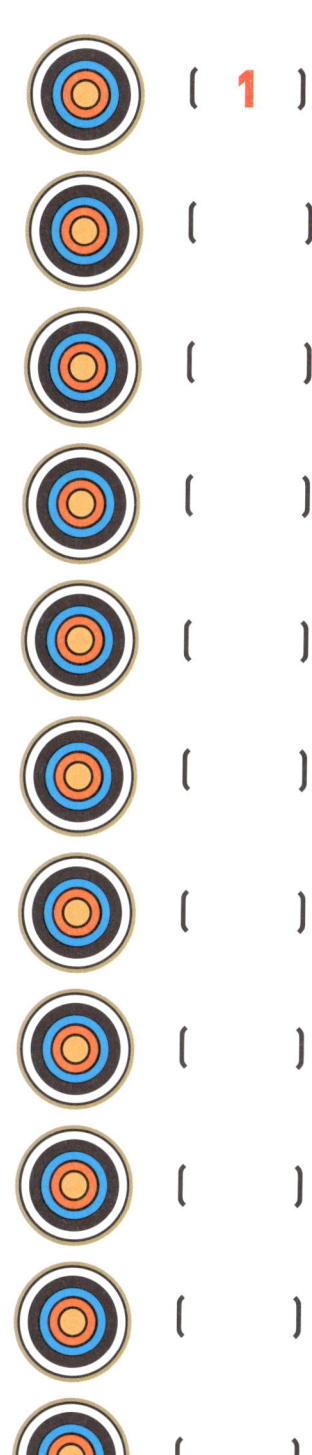

(1)
( )
( )
( )
( )
( )
( )
( )
( )
( )
( )

8일

날짜: _____년 ___월 ___일 ___요일 날씨: _____
시작 시각: ___시 ___분   마친 시각: ___시 ___분

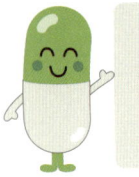
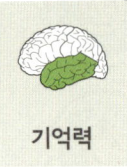
기억력

다음 한자를 소리내어 읽고 빈칸에 적어 보면서 잘 기억해 두세요.

大	韓	民	國
큰 대	나라이름 한	백성 민	나라 국

44

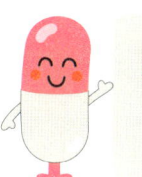 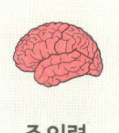

다음 그림에서 선으로 연결된 주사위끼리만 더한 값을 빈칸에 적어 보세요.

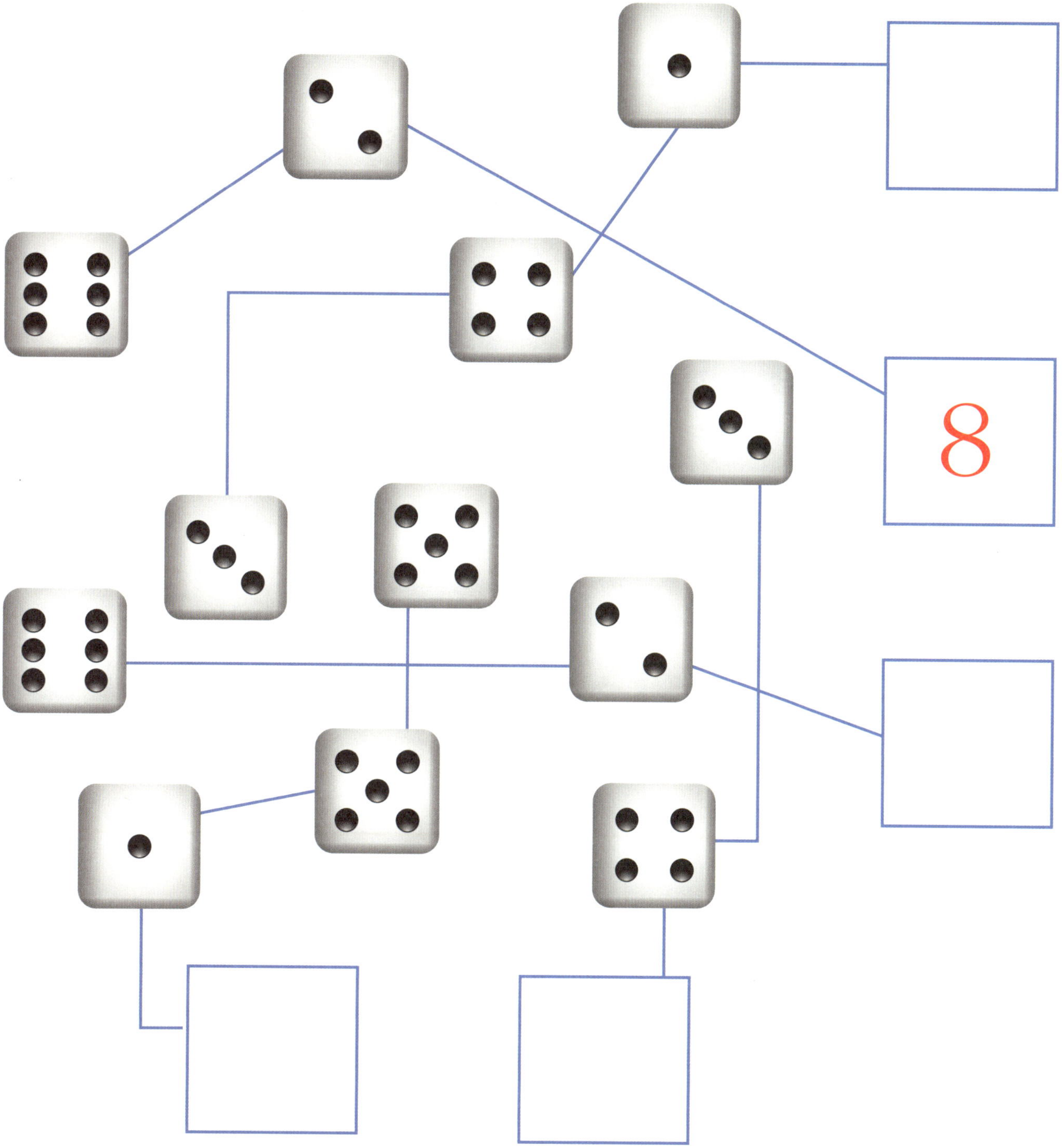

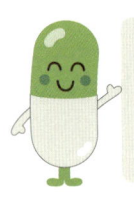 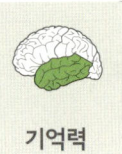
기억력

앞 장(44쪽)의 내용을 기억하여 어떤 한자였는지 찾아서 ○ 표시해 보세요. 그리고 빈칸에 한자를 다시 한 번 적고 뜻도 적어 보세요.

夫	民	撞	國
艮	域	大	良
韓	木	咸	薛

| | | | |

( )대 ( )한 ( )민 ( )국

9일

날짜: ____ 년 ____ 월 ____ 일 ____ 요일 날씨: ____

시작 시각: ____ 시 ____ 분 마친 시각: ____ 시 ____ 분

주의력

보기 와 같은 모양을 찾아 모두 ◯ 표시해 보세요.

보기

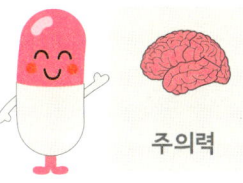

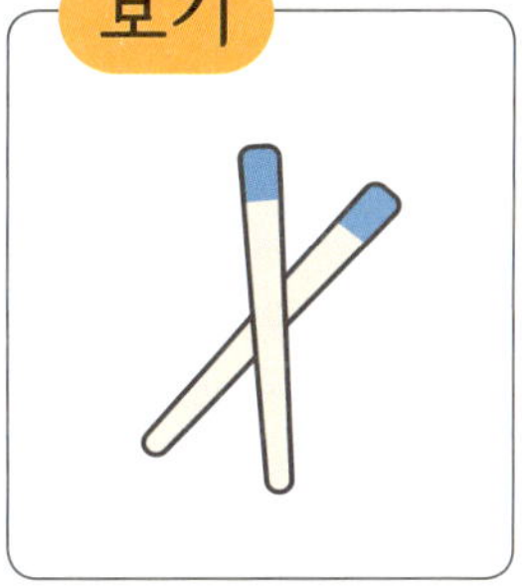

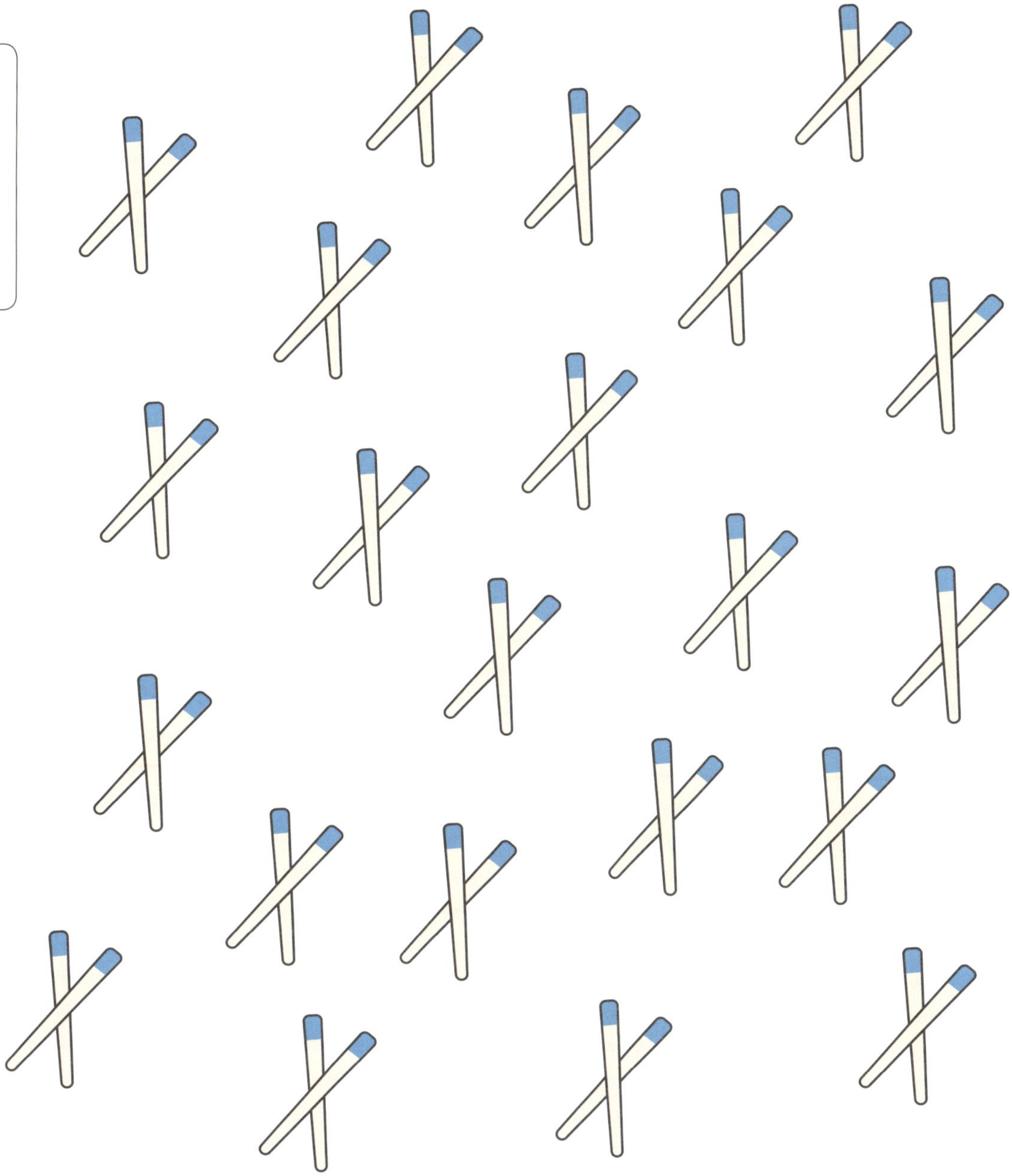

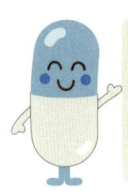 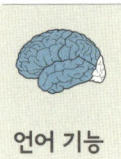

다음은 '3.1 독립선언서'의 일부분입니다. '우리'와 '민족'이라는 두 단어를 찾아서 모두 ○ 표시하고, 몇 번 나오는지 횟수도 (   )에 적어 보세요.

> 우리는 이에 우리 조선이 독립한 나라임과 조선 사람이 자주적인 민족임을 선언한다. 이로써 세계 만국에 알리어 인류 평등의 큰 도의를 분명히 하는 바이며, 이로써 자손만대에 깨우쳐 일러 민족의 독자적 생존의 정당한 권리를 영원히 누려 가지게 하는 바이다.
>
> 5천년 역사의 권위를 의지하여 이를 선언함이며, 2천만 민중의 충성을 합하여 이를 두루 펴서 밝힘이며, 영원히 한결같은 민족의 자유발전을 위하여 이를 주장함이며, 인류가 가진 양심의 발로에 뿌리 박은 세계 개조의 큰 기회와 시운에 맞추어 함께 나아가기 위하여 이 문제를 내세워 일으킴이니, 이는 하늘의 지시이며 시대의 큰 추세이며, 전 인류 공동 생존권의 정당한 발동이기에, 천하의 어떤 힘이라도 이를 막고 억누르지 못할 것이다.
>
> …(중략)
>
> 우리의 본디부터 지녀 온 권리를 지켜 온전히 하여 생명의 왕성한 번영을 실컷 누릴 것이며, 우리의 풍부한 독창력을 발휘하여 봄기운 가득한 천지에 순순하고 빛나는 민족문화를 맺게 할 것이로다.
>
> 우리는 이에 떨쳐 일어나도다, 양심이 우리와 함께 있으며, 진리가 우리와 함께 나아가는 도다, 남녀노소 없이 어둡고 답답한 옛 보금자리로부터 활발히 일어나 삼라만상과 함께 기쁘고 유쾌한 부활을 이루어 내게 되도다, 먼 조상의 신령이 보이지 않는 가운데 우리를 돕고, 온 세계의 새 형세가 우리를 밖에서 보호하고 있으니 시작이 곧 성공이다. 다만 앞길의 광명을 향하여 힘차게 곧장 나아갈 뿐이로다.

우리 (   )회   민족 (   )회

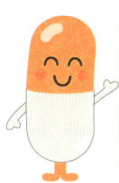 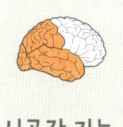

시공간 기능

다음을 읽고 어떤 풍경일지 상상해 보세요. 그리고 그 모습을 자유롭게 그려보세요.

우리 집은 아담한 초가집입니다. 집 앞마당에는 작은 평상이 놓여 있고, 오른편에는 큰 아름드리 나무가 있습니다. 그 옆에는 우물이 있어 물을 길어 다 먹습니다. 집 왼편에는 할머니가 담궈 놓으신 고추장, 된장 등의 항아리가 놓인 장독대도 있습니다. 우리 집은 큰 산으로 둘러싸여 공기가 참 좋습니다.

10일

날짜: _____ 년 _____ 월 _____ 일 _____ 요일 날씨: _____
시작 시각: _____ 시 _____ 분   마친 시각: _____ 시 _____ 분

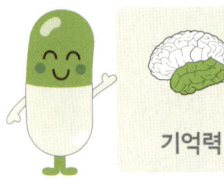
기억력

거실의 인테리어를 다시 하려고 합니다. 의자, 테이블, 스탠드, 거울을 종류별로 하나씩 마음에 드는 것으로 고르고 표시한 후 기억해 두세요.

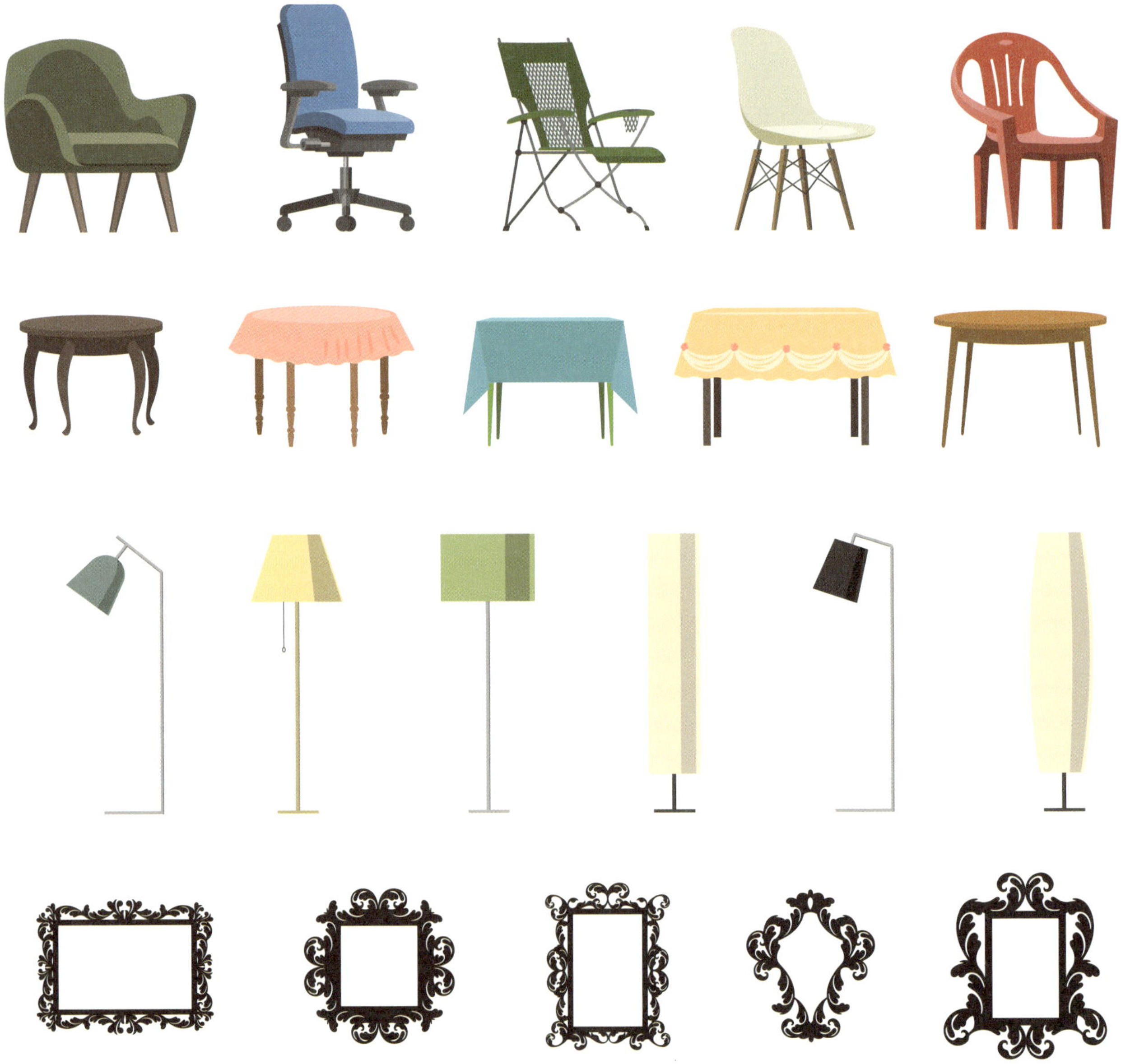

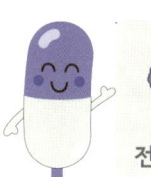 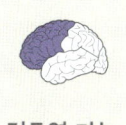
전두엽 기능

지금부터 보기 의 표처럼 숫자를 바꿔볼께요. 1은 1이 되고, 6은 3이 되고, 2는 1이 되고… 아시겠지요? 바꾼 숫자로 계산을 한 후 답을 빈칸에 적어 보세요.

보기

1 ➡ 1	6 ➡ 3
2 ➡ 1	7 ➡ 4
3 ➡ 2	8 ➡ 4
4 ➡ 2	9 ➡ 5
5 ➡ 3	10 ➡ 5

3+5= 5   9+4=

10+5=   6+3=

8-4=   10-2=

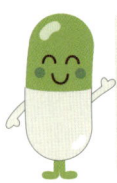 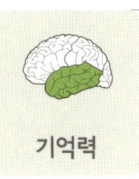 기억력

앞 장(50쪽)에서 거실에 놓을 의자, 테이블, 스탠드, 거울을 고르셨어요. 본인이 고른 것을 찾아 ○ 표시해 보세요.

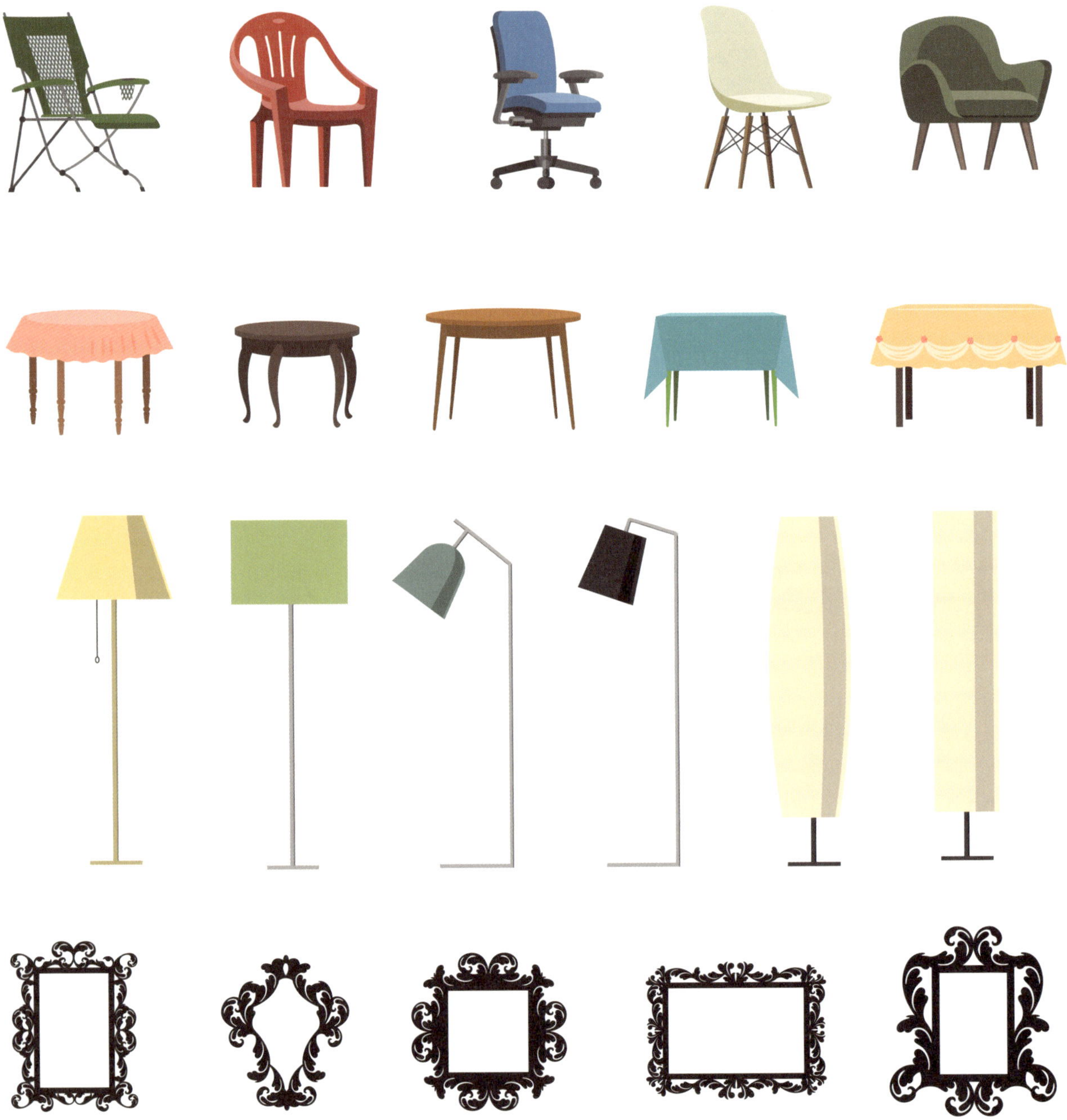

11일

날짜: ____년 ____월 ____일 ____요일   날씨: ____
시작 시각: ____시 ____분   마친 시각: ____시 ____분

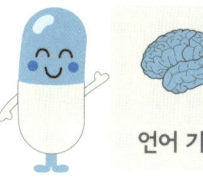
언어 기능

오늘은 틀리기 쉬운 맞춤법 여섯 가지를 배워 보겠습니다. 모른다면 사전을 찾아보고 공부해서 적어 보세요.

보기

| 안되 | ➔ | 안돼 |

붙히다	➔	
어떻해	➔	
오랫만에	➔	
희안하다	➔	
되물림	➔	

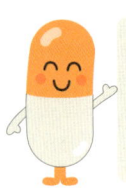 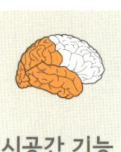

보기 처럼 제시한 시각을 각각의 시계에 시계바늘을 넣어서 그려보세요.

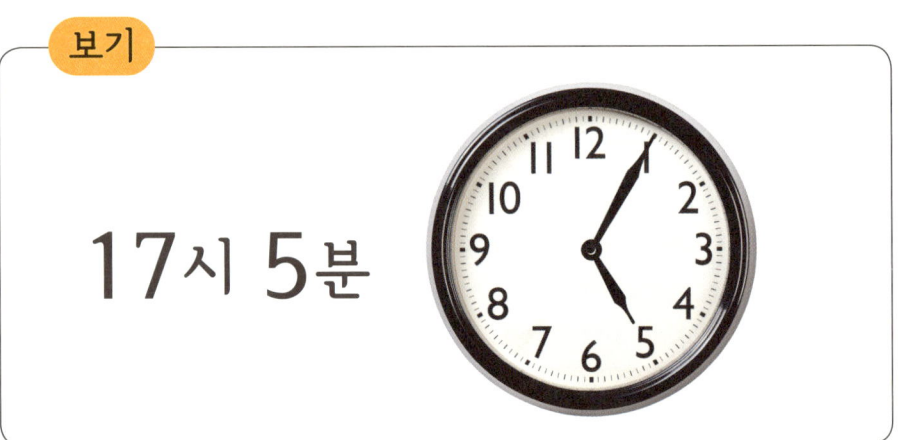

보기: 17시 5분

1.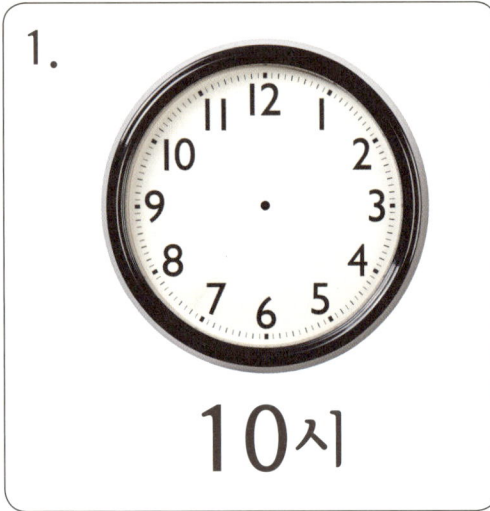
10시

2.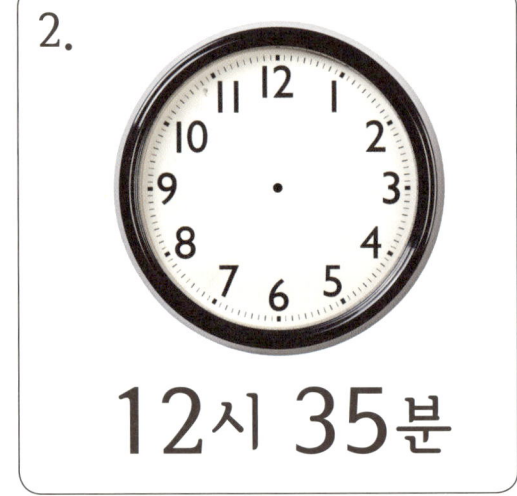
12시 35분

3.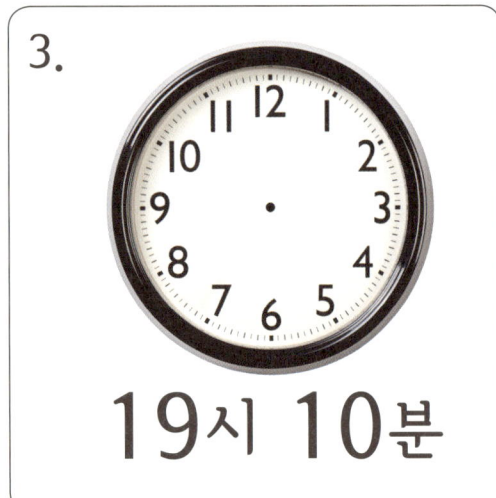
19시 10분

4.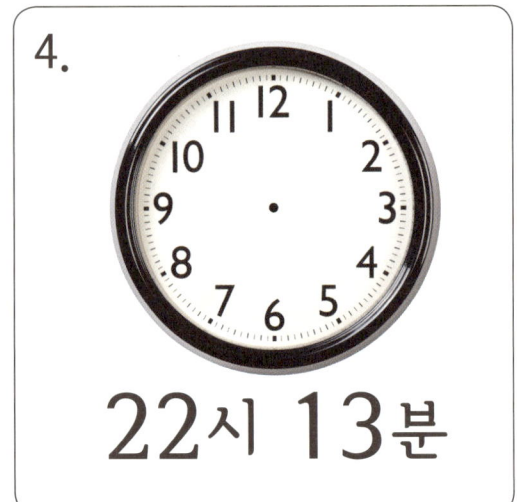
22시 13분

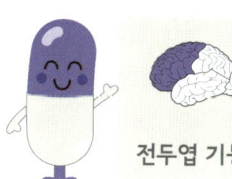 전두엽 기능

다음은 축구 경기 대진표입니다. 빈칸에 들어갈 나라가 어느 나라인지 생각해 보고 적어 보세요.

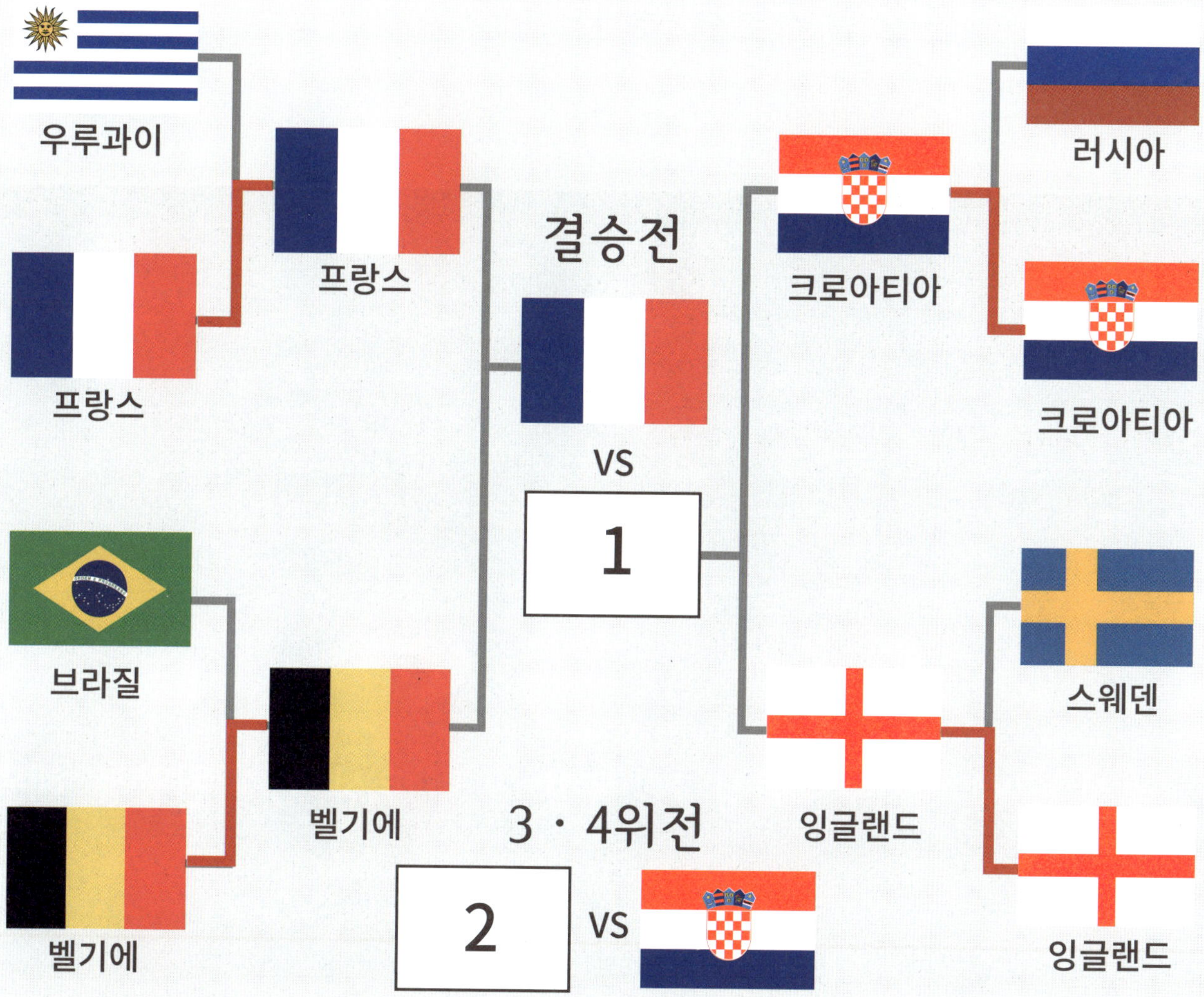

| 1 | | 2 | |

12일

날짜: _____ 년 ___ 월 ___ 일 ___ 요일   날씨: ___
시작 시각: ___ 시 ___ 분   마친 시각: ___ 시 ___ 분

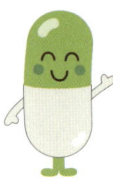 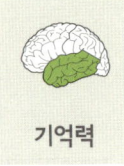
기억력

다음은 태양계 행성 그림입니다. 행성의 순서, 모습, 이름을 잘 기억해 두세요.

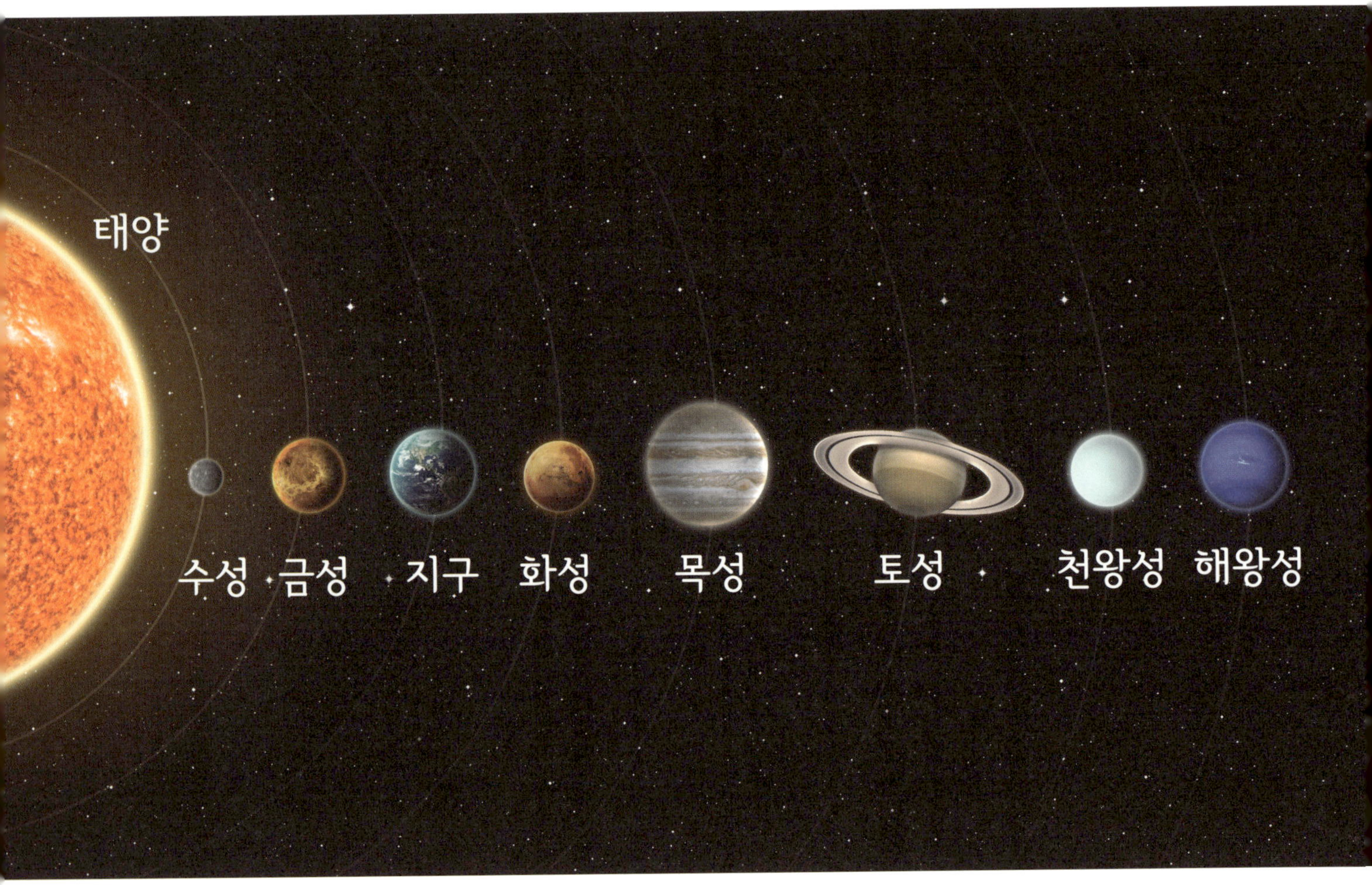

태양 수성 금성 지구 화성 목성 토성 천왕성 해왕성

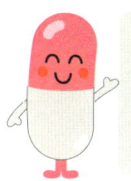 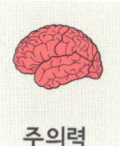

보기와 같은 모양을 찾아 ○ 표시하고, 모두 몇 개인지 세어서 적어 보세요. (　　　)개

기억력

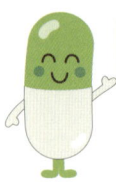

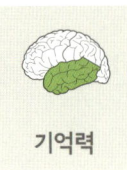

앞 장(56쪽)의 기억을 떠올려 (　　　)에 알맞은 행성 이름을 적어 보세요.

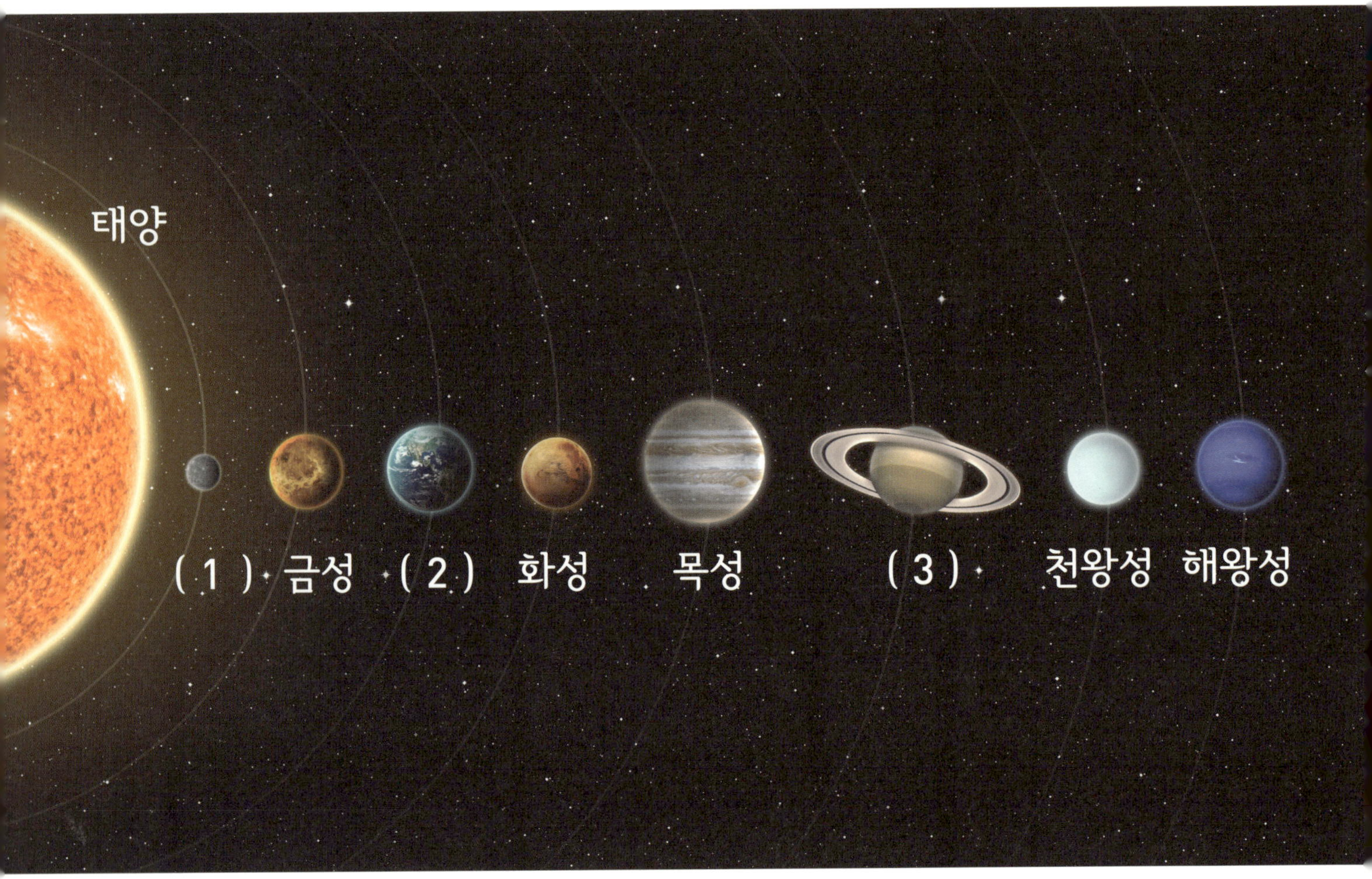

태양
(1)
금성
(2)
화성
목성
(3)
천왕성
해왕성

1. (　　　　　　　　　)　　2. (　　　　　　　　　)　　3. (　　　　　　　　　)

13일

날짜: ___년 ___월 ___일 ___요일   날씨: ___
시작 시각: ___시 ___분   마친 시각: ___시 ___분

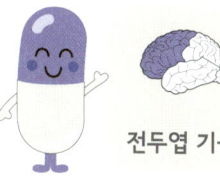
전두엽 기능

다음 표의 규칙을 잘 이해해 보세요. 그리고 빈칸에 알맞은 숫자를 적어 보세요.

1.

1	1	2
2	2	4
3	3	6
4	4	

2.

1	4	5
3	4	7
5	4	
	4	7

3.

1	2		5
2	3	4	
3	4		8
4		4	10

4.

2		2	8
3	5		15
4	6		11
5		6	18

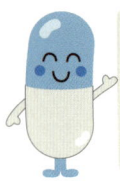 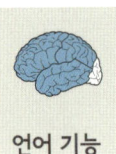

다음 낱말 퍼즐을 풀어 보세요.

가로풀이

1. ○○○에 옷 젖는 줄 모른다.
2. 몹시 사납고 무서운 사람을 동물로 비유한 말.
3. 아랫도리에 입는 옷의 하나.
4. 사람이 누워 잘 수 있도록 만든 가구.

세로풀이

1. 은행에서 보안을 위해 미리 약정하여 쓰는 개인 고유의 숫자.
2. 편지를 쓰는 종이.
3. 서양 현악기의 하나로 가운데가 잘록한 타원형의 몸통에 네 줄을 매어 활로 문질러서 소리를 내는 악기.
4. 날이 새면서 오전 반나절쯤까지의 동안.

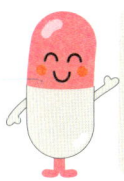 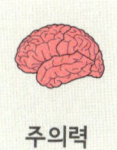

주의력

다음 조건에 맞는 칵테일을 각각 찾아서 그림에 정답을 적어 보세요.

조건

1번 - 초록색 빨대가 있고 투명한 잔을 사용하지 않은 것

2번 - 붉은 계통의 음료이며 과일과 빨대가 없는 것

3번 - 오렌지가 있는 음료이며, 얼음과 빨대가 없는 것

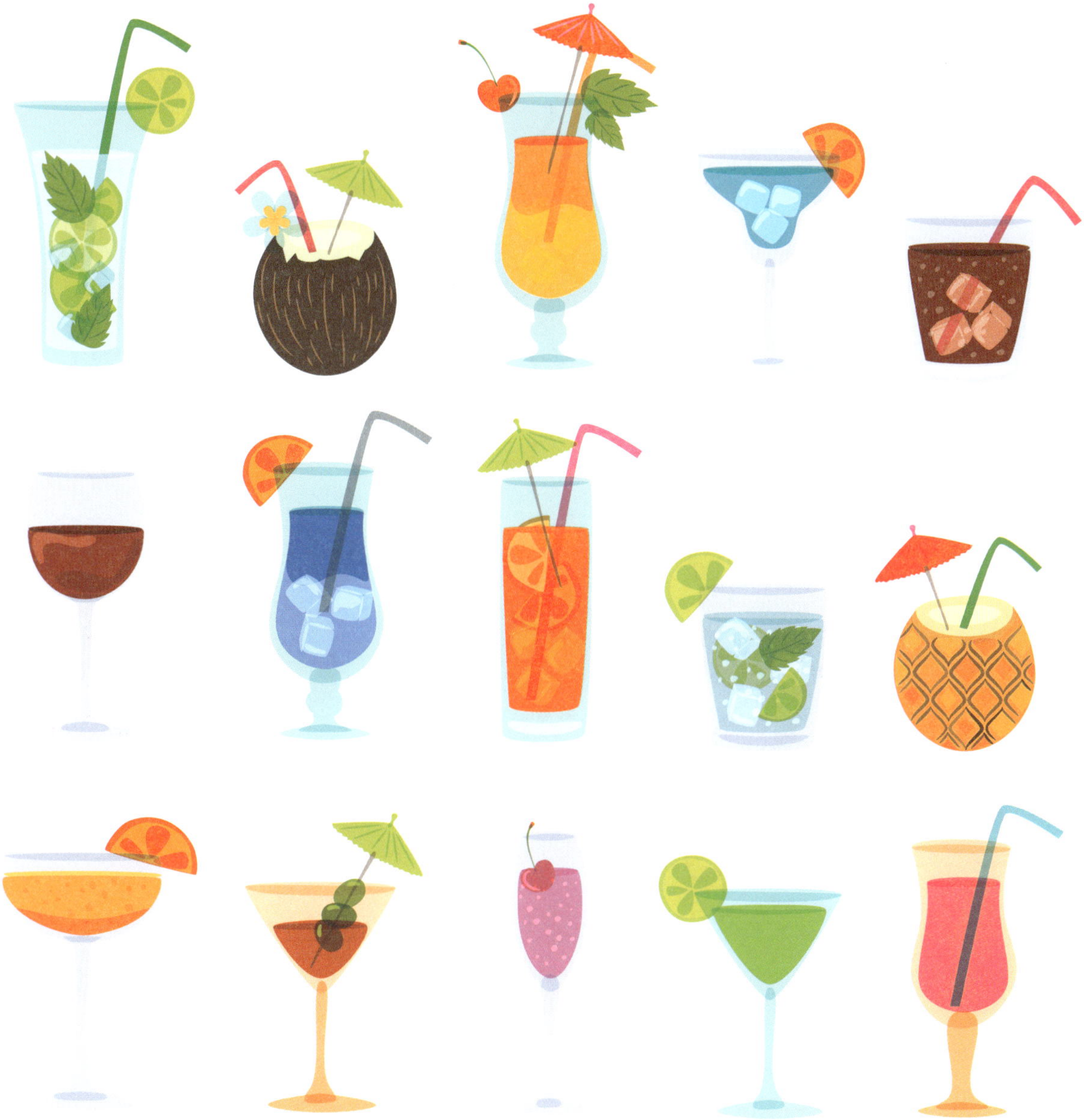

14일

날짜: _____ 년 _____ 월 _____ 일 _____ 요일   날씨: _____
시작 시각: _____ 시 _____ 분   마친 시각: _____ 시 _____ 분

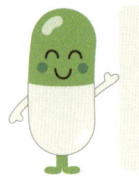 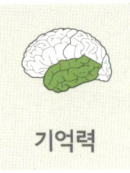

기억력

다음 나비 그림을 색깔과 무늬에 집중해서 잘 기억해 두세요.

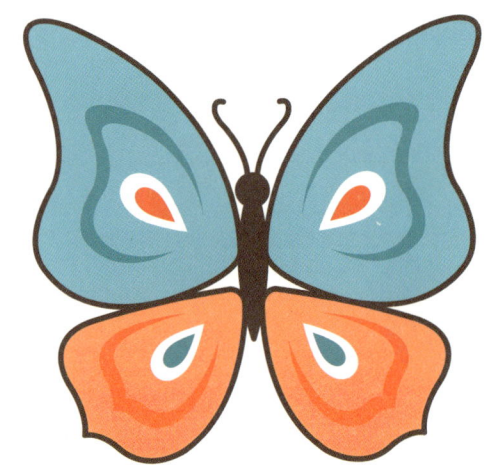

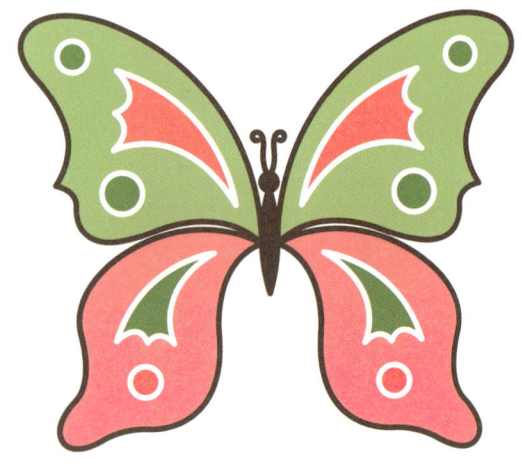

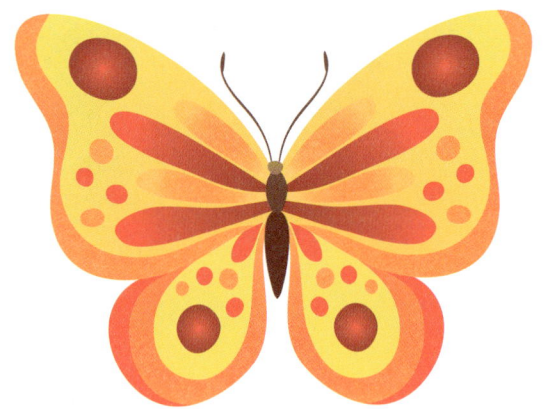

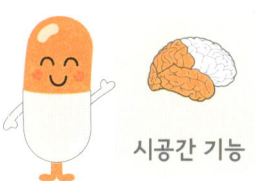

다음 연못 풍경에서 왼쪽 동물들의 그림자에 해당하는 그림에 맞는 번호를 적어 보세요.

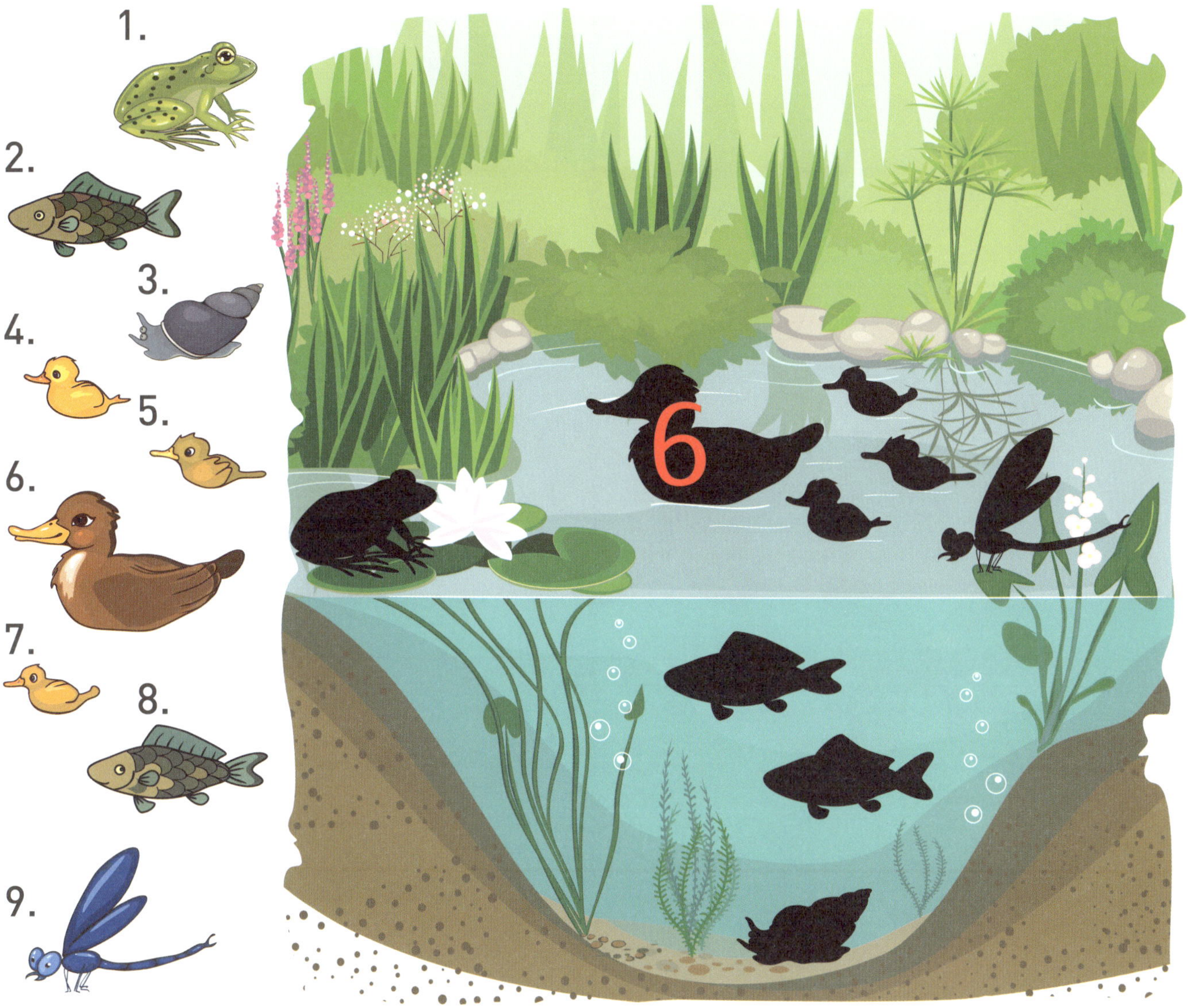

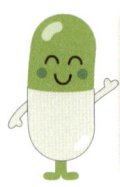 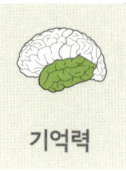

기억력

앞 장(62쪽)에서 본 나비 그림을 모두 찾아서 ○ 표시해 보세요.

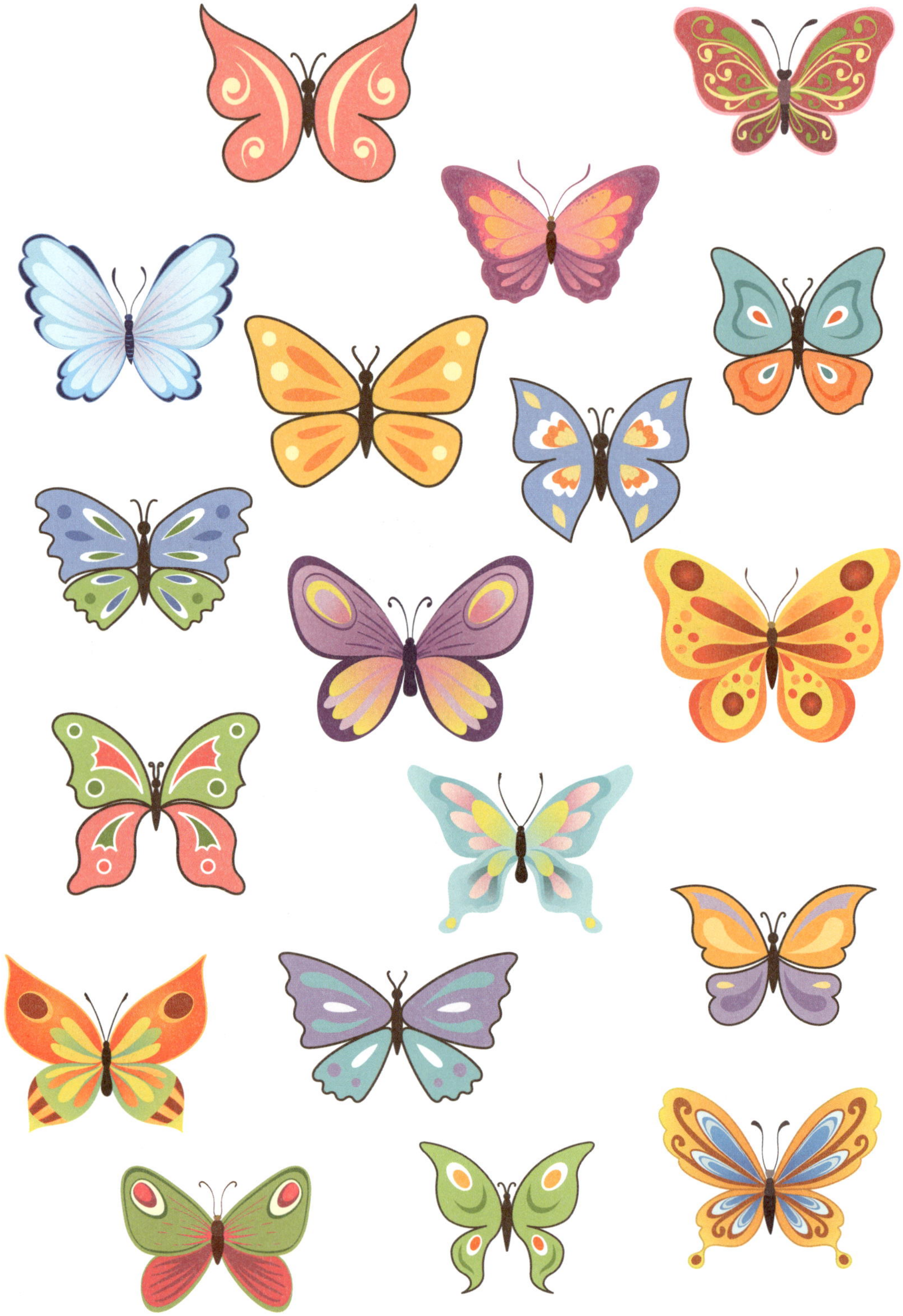

15일

날짜: ___년 ___월 ___일 ___요일 날씨: ___
시작 시각: ___시 ___분   마친 시각: ___시 ___분

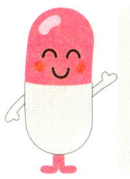 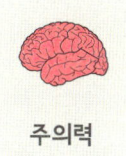 맨 왼쪽에 제시한 그림이 몇 개씩 있는지 찾아보세요. 그리고 빈칸에 개수를 적어 보세요.

7

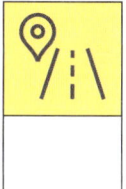

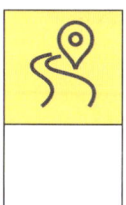

시공간 기능

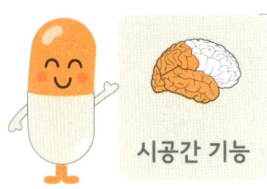

①번 시계에 제시한 시간이 지난만큼 ②번 시계에 몇 시인지 시침 바늘과 분침 바늘을 넣어 그려보세요. 그리고 ③번 시계에도 같은 방법으로 그려보세요.

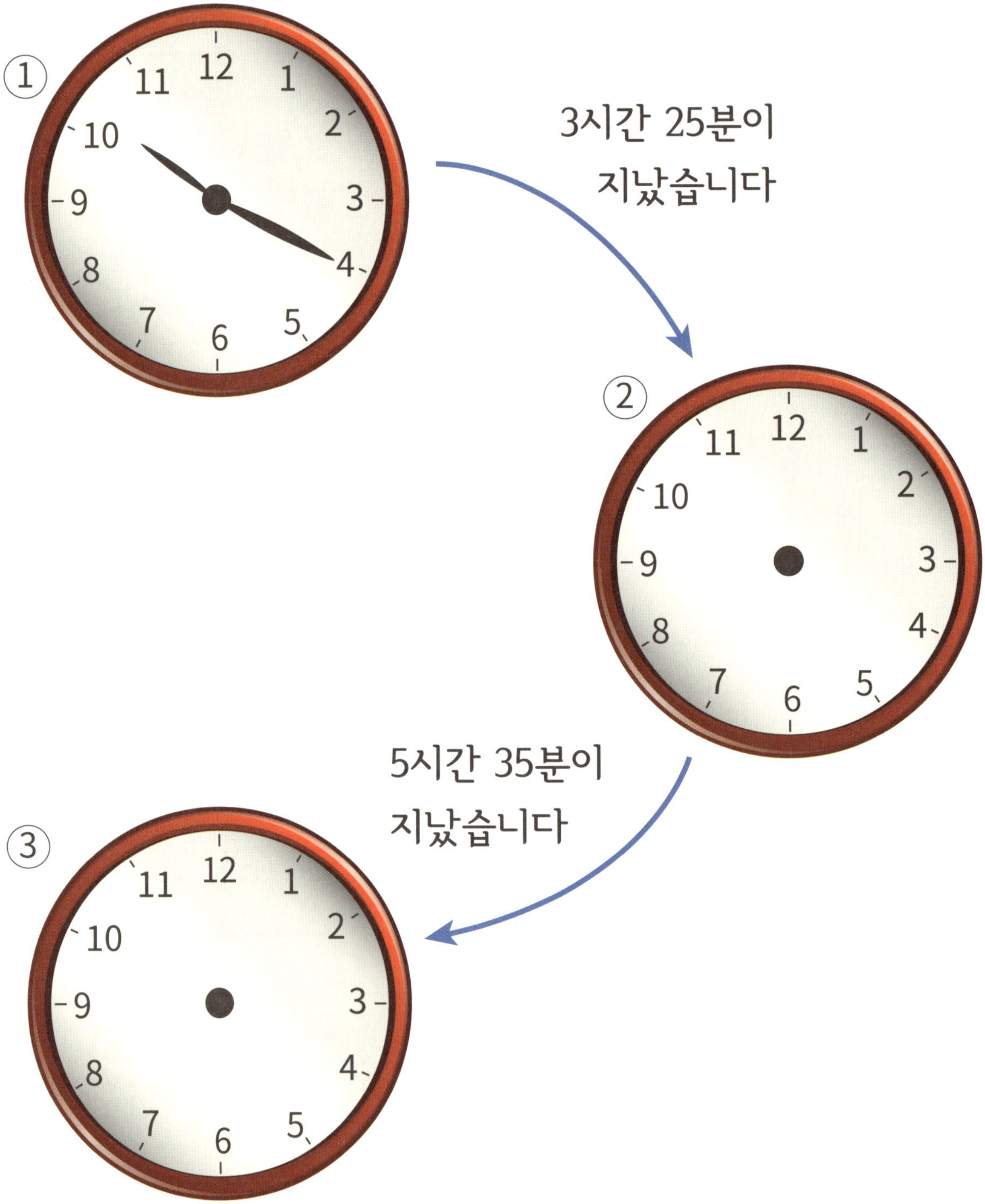
①
②
③
3시간 25분이 지났습니다
5시간 35분이 지났습니다

전두엽 기능

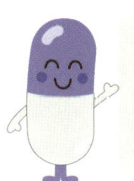

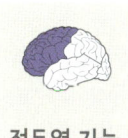

다음 그림을 보고 문제를 풀어 보세요.

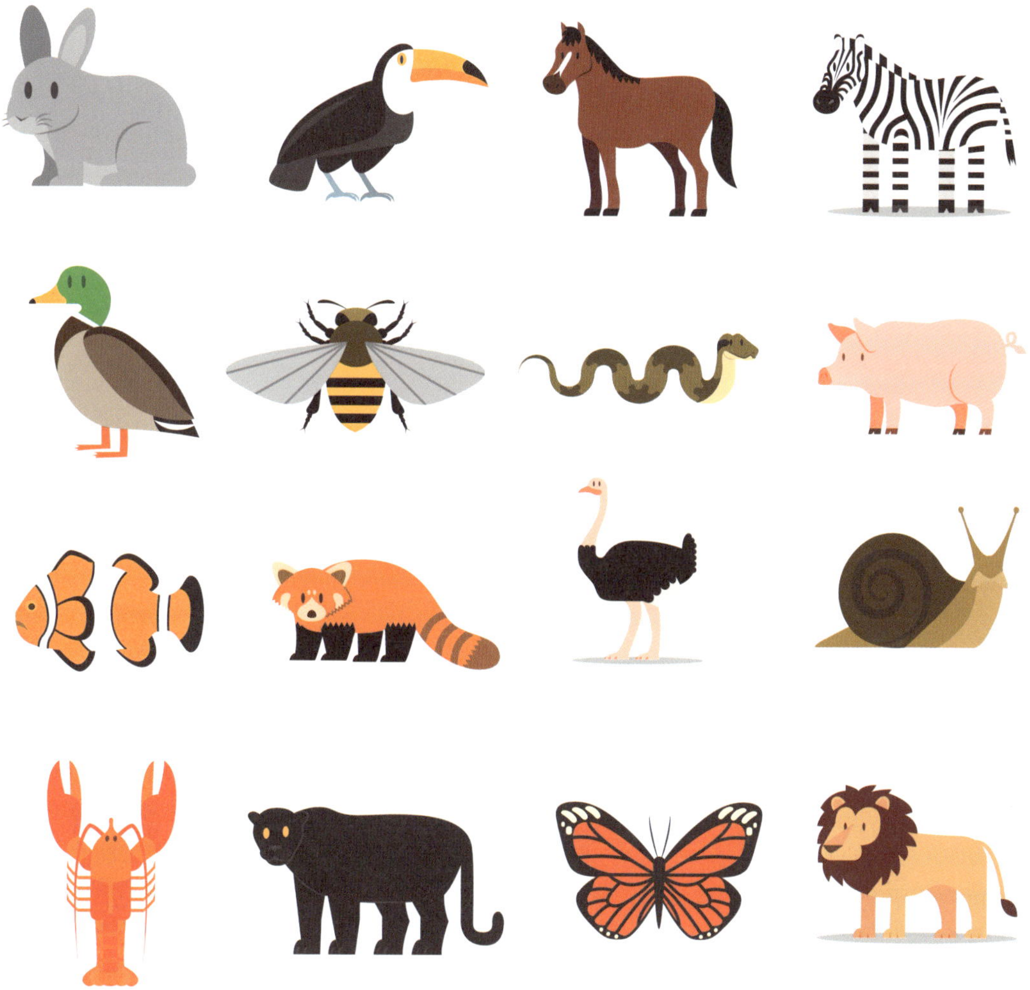

1. 다리가 4개인 동물은 모두 몇 마리인가요? (　　　　　)

2. 다리가 2개인 동물은 모두 몇 마리인가요? (　　　　　)

3. 날개 있는 동물은 모두 몇 마리인가요? (　　　　　)

16일

날짜: ____년 ____월 ____일 ____요일   날씨: ____
시작 시각: ____시 ____분   마친 시각: ____시 ____분

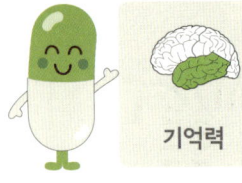

오늘은 여러나라 국기를 알아보겠습니다. 그림을 잘 보고 나라 이름을 빈칸에 두 번씩 적으면서 잘 기억해 두세요.

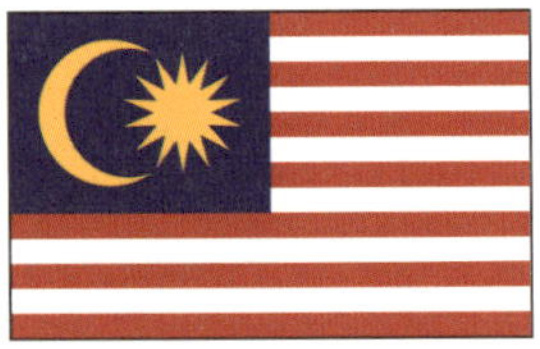

말레이시아	베트남	몽골

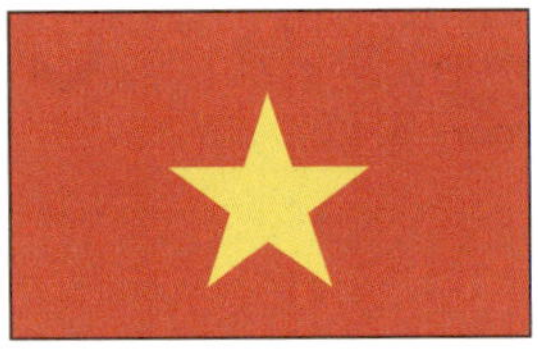

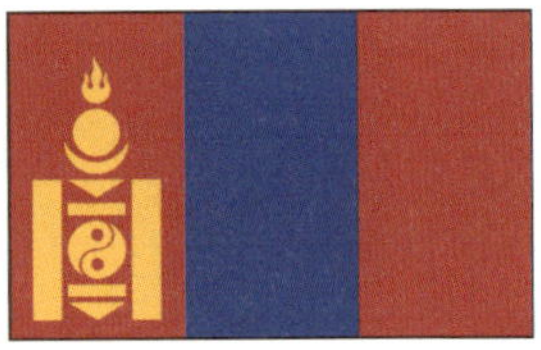

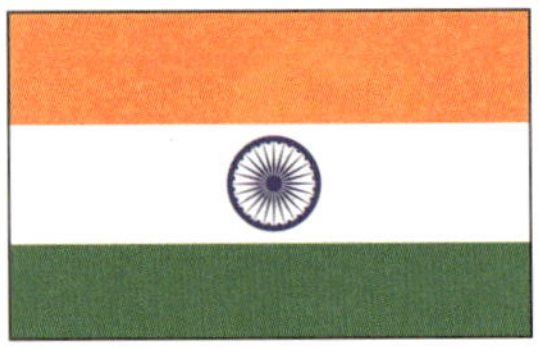

인도	태국	벨기에

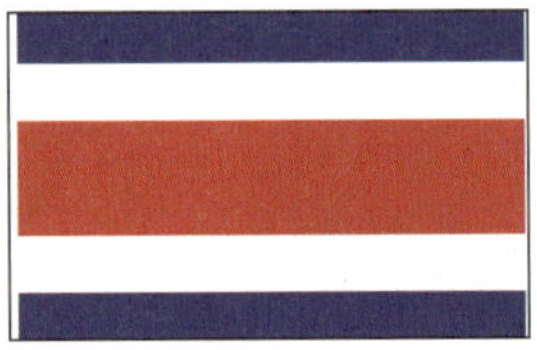

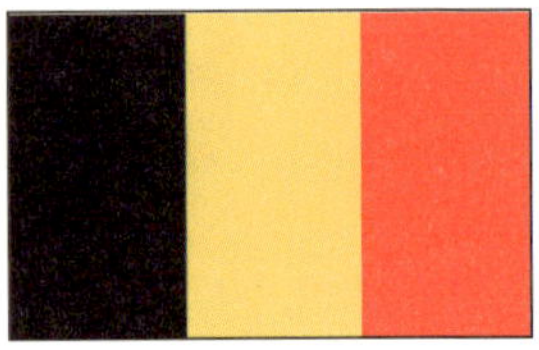

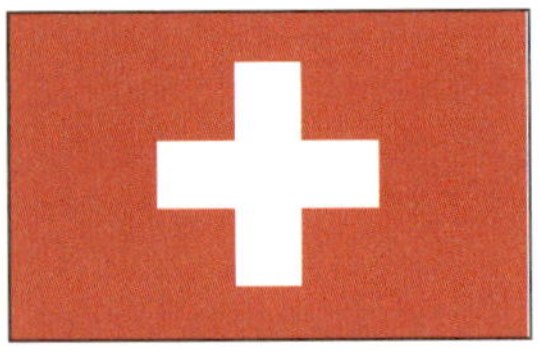

스위스	멕시코	칠레

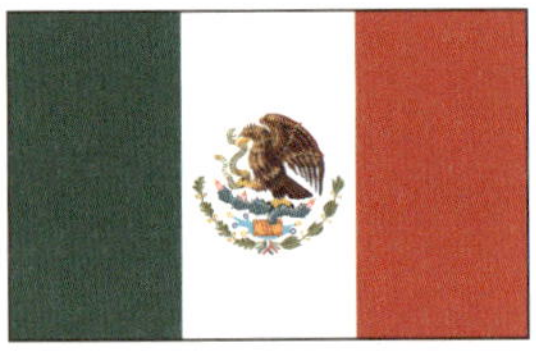

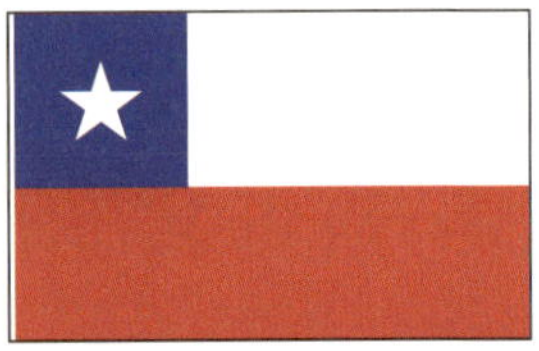

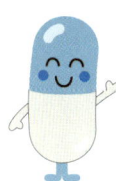 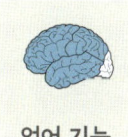

다음 계산 문제를 풀어 보세요. 답이 25(26~)보다 크면 ♡으로 표시하고, 답이 25보다 작으면(1~25) ☆로 표시해 보세요.

12+2+7=

59-21-12=

36+7-11=

103-86+5=

17+18+12-32=

52+83+21-19=

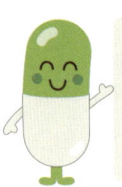 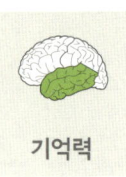 앞 장(68쪽)에서 기억해 두었던 나라 이름과 국기를 알맞게 연결해 보세요.

1.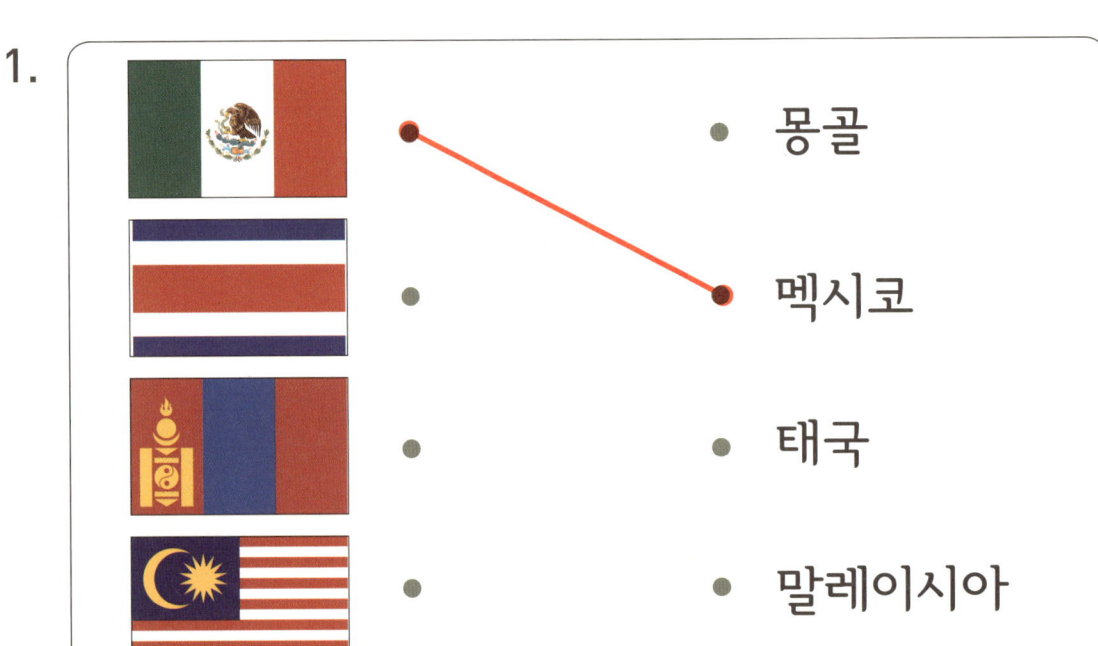

2.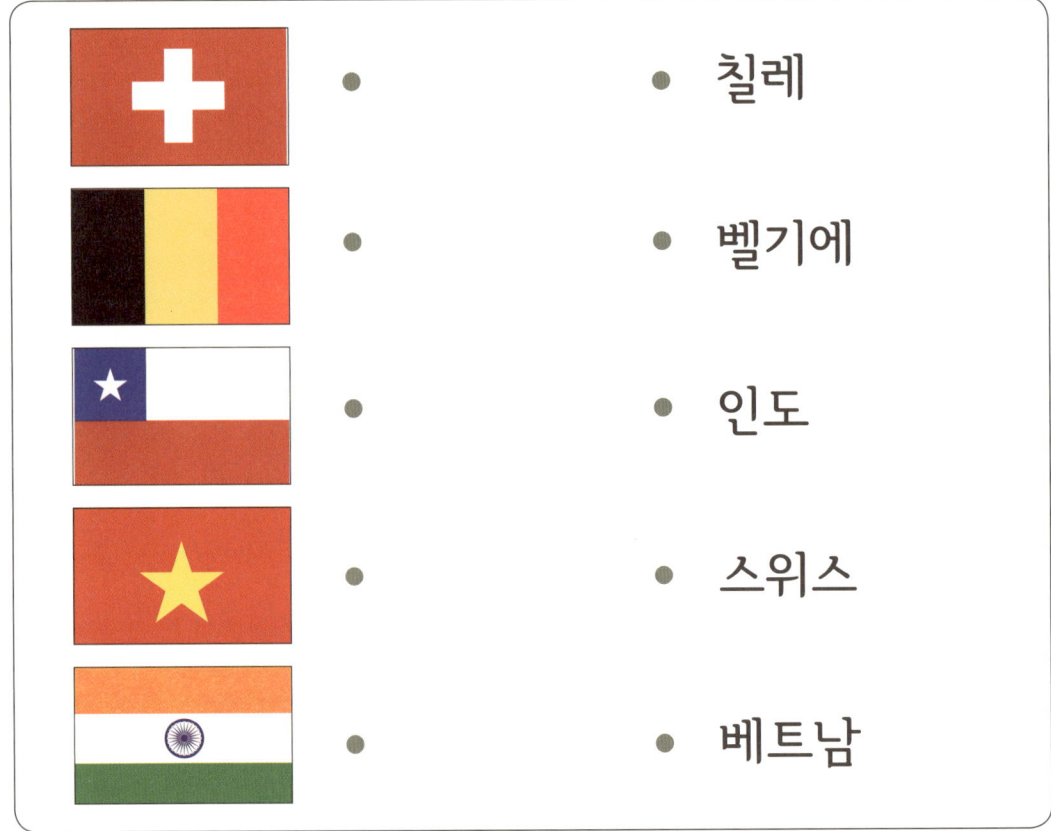

17일

날짜: _____ 년 ___ 월 ___ 일 ___ 요일   날씨: _____
시작 시각: ___ 시 ___ 분   마친 시각: ___ 시 ___ 분

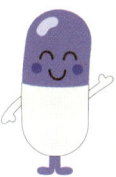 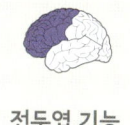
전두엽 기능

다음 그림을 보고 추리하여 알맞은 사자성어와 뜻을 함께 적어 보세요.

1.
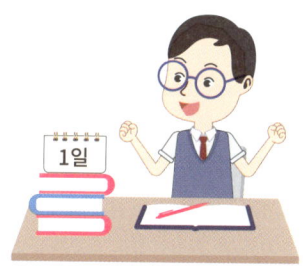 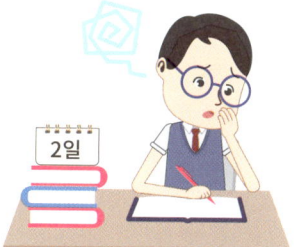 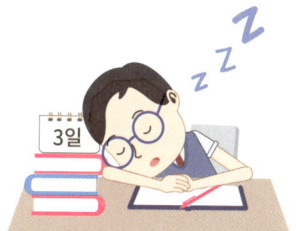

사자성어:

뜻:

2.
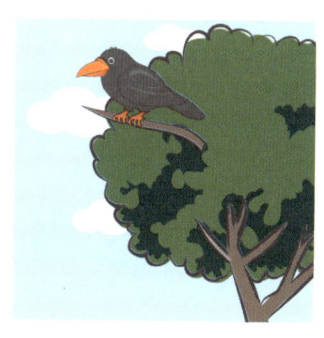 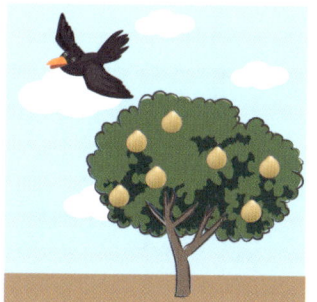 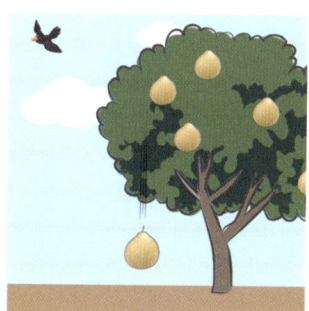

사자성어:

뜻:

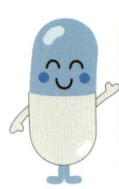 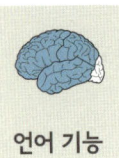 다음에서 '직업'에 해당하는 단어를 모두 찾아 ○ 표 시해 보세요.

집배원	할아버지	번역가	과학자	겨울
조종사	공인 중개사	봄	방송작가	아빠
할머니	의사	경찰	누나	판사
은행원	동생	변호사	엄마	한의사
교사	가을	사회 복지사	소방관	주택 관리사
간호사	언니	여름	건축가	회계사

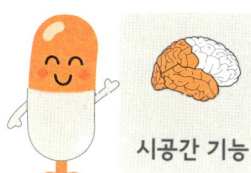

왼쪽 그림과 비슷한 모양을 찾아 ◯ 표시해 보세요.

1.

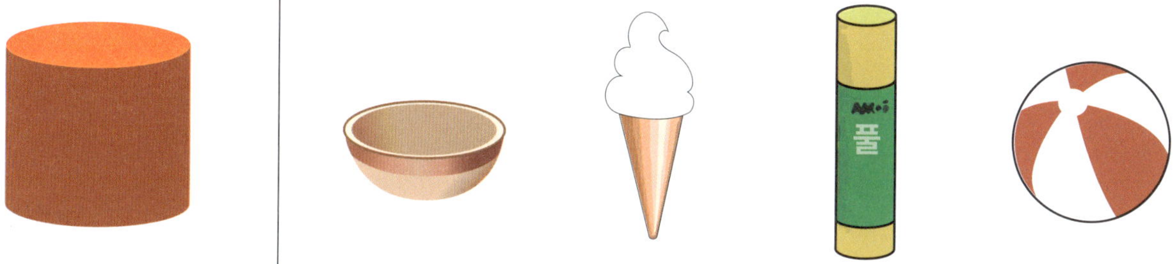

2.

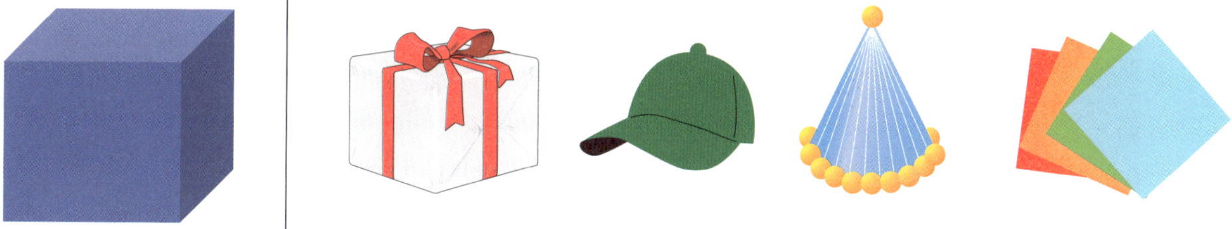

3.

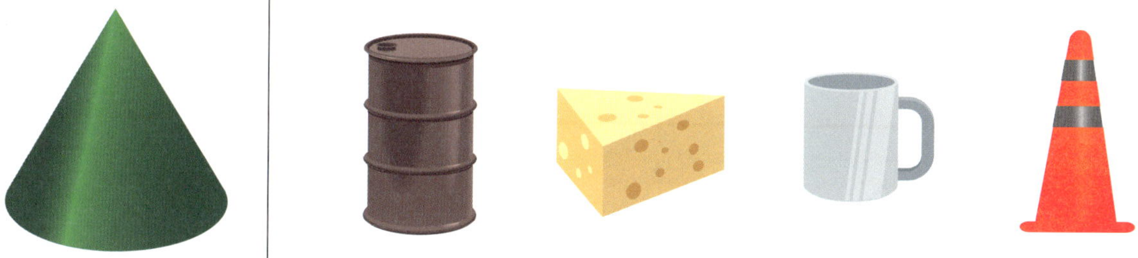

18일

날짜: _____년 ___월 ___일 ___요일 날씨: _____
시작 시각: ___시 ___분   마친 시각: ___시 ___분

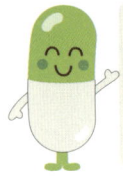 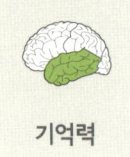 외국의 작은 마을에 4쌍의 합동 결혼식이 열렸다고 합니다. 신랑 신부의 얼굴을 잘 기억해 두세요.

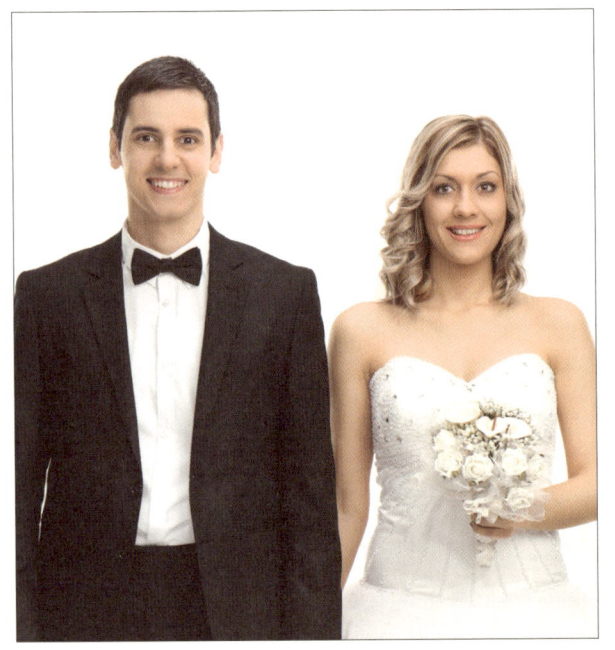 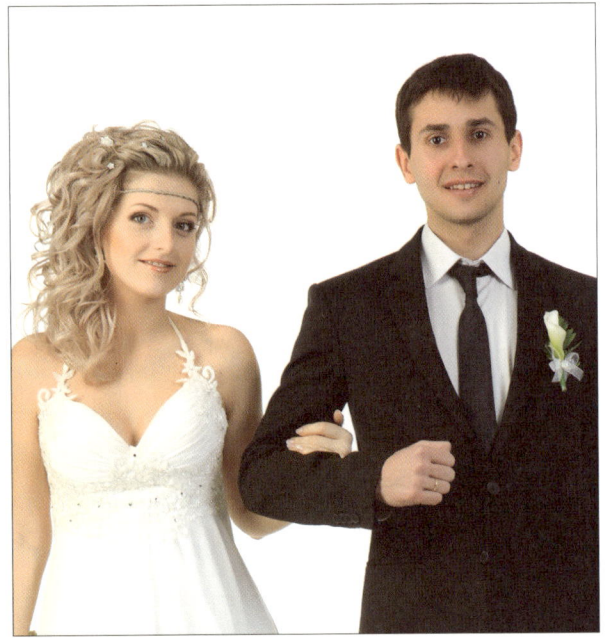

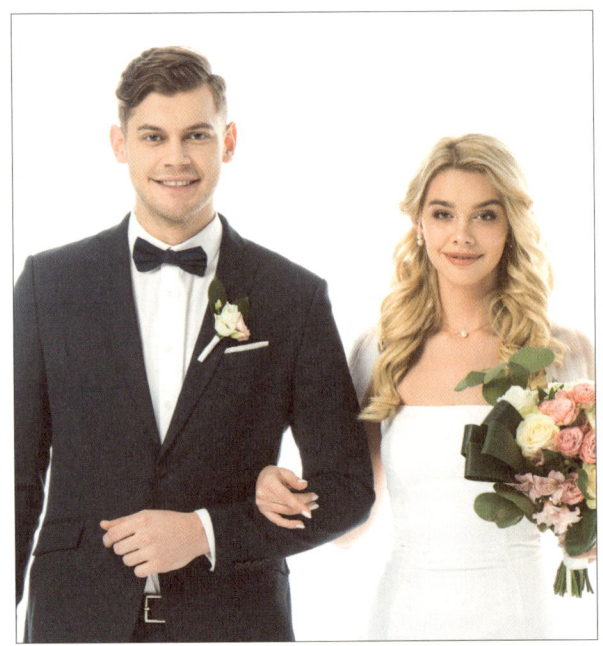 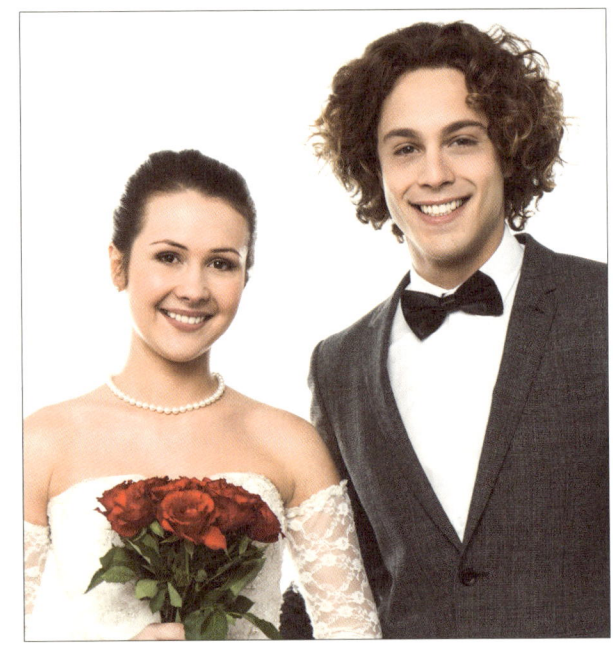

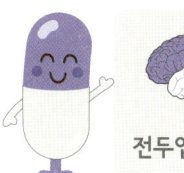
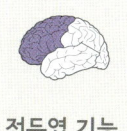

전두엽 기능

비밀의 문을 열기 위해서는 암호문을 완성해야 합니다. 암호문을 열기 위한 규칙으로는 가로, 세로, 대각선에 있는 네 수의 합이 각각 10이 되어야 합니다. 단 숫자는 1~5숫자만 사용할 수 있다고 하네요(반복 사용 가능). 빈칸에 알맞은 숫자를 적어 넣어 비밀의 문을 열어 보세요!

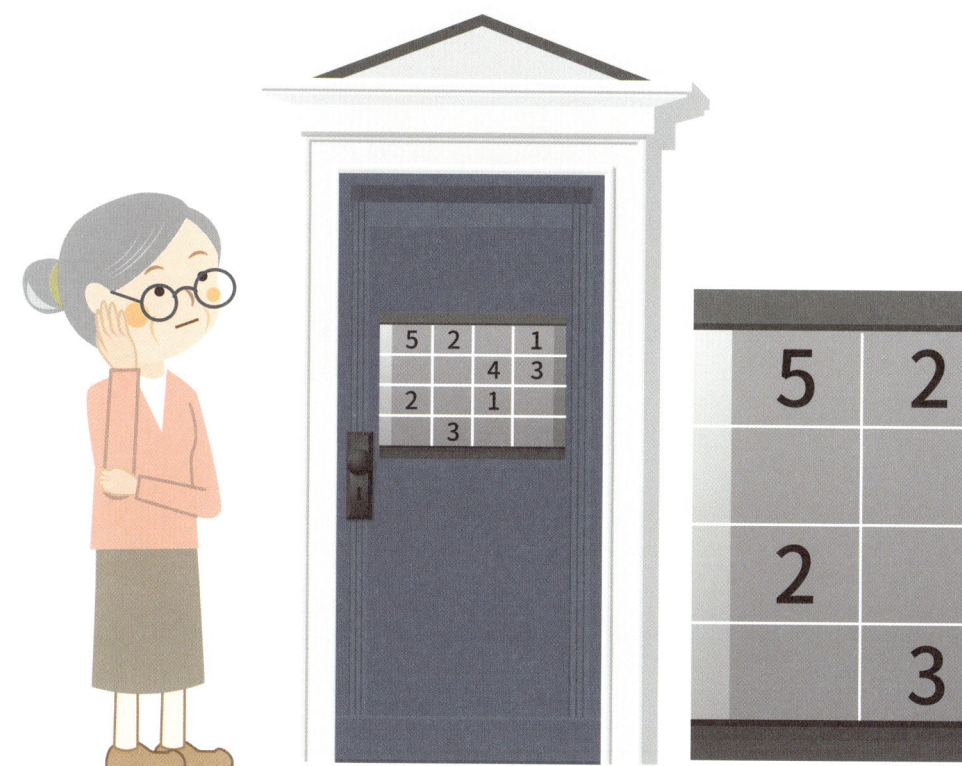

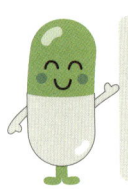 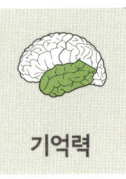 기억력

앞 장(74쪽)의 신랑 신부 얼굴을 잘 기억하셨지요? 알맞게 연결해 보세요.

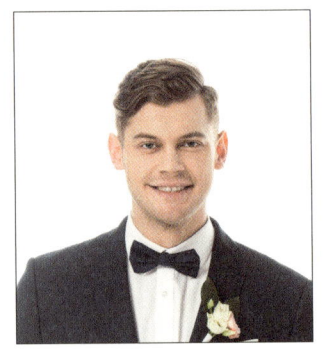 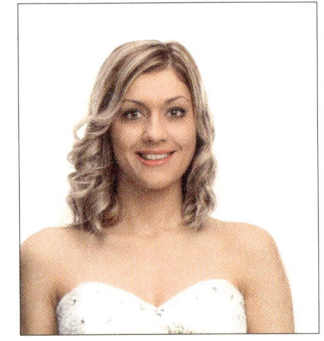

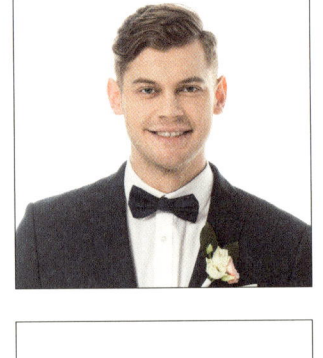 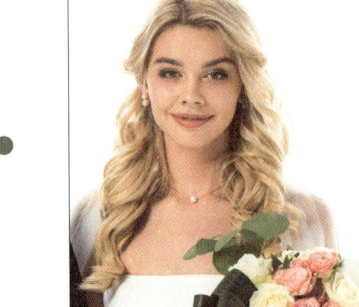

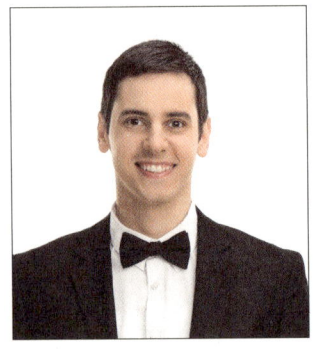 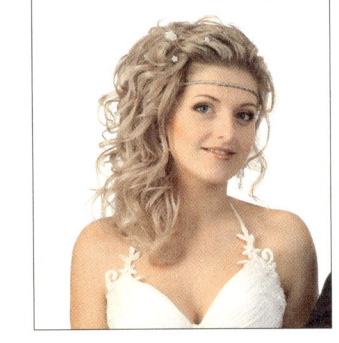

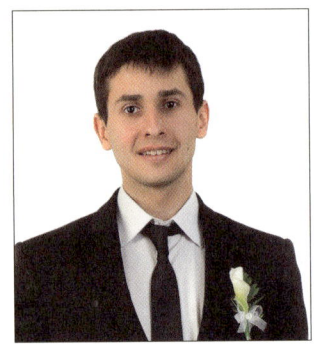 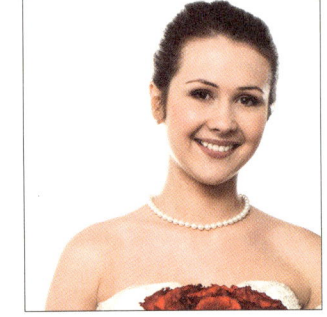

19일

날짜: _____년 ___월 ___일 요일 ___ 날씨: ___
시작 시각: ___시 ___분   마친 시각: ___시 ___분

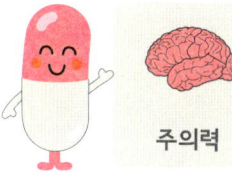

다음 단어 중 동물이 아닌 것에 △ 표시해 보세요.

토끼	사탕	도마뱀	고래	우주	부추
마늘	당나귀	오리	구름	부엉이	우산
배구	깃발	고슴도치	펭귄	타조	바지
고구마	코끼리	토란	다람쥐	비둘기	치타
모래	구멍	너구리	모자	하마	물개
바람	캥거루	물소	타이어	사슴	도토리
성게	소라	파인애플	사과	박쥐	꽃게
소금	불가사리	매실	제기	사자	고추

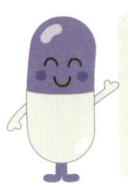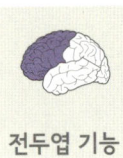 다음 제시어로 2행시를 만들어 적어 보세요.

운	운동을 열심히 하는
동	동생에게 힘내라고 삼겹살을 사주었다.

건	
강	

예	
방	

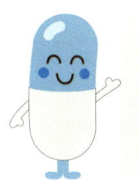 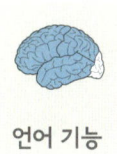 다음 조건에 맞는 단어를 가능한 많이 적어 보세요.

한 글자 단어
닭, 곰, 해,

세 글자 단어
도토리, 바나나, 핸드폰,

네 글자 단어
횡단보도, 고속도로, 미끄럼틀,

20일

날짜: _____년 _____월 _____일 _____요일 날씨: _____
시작 시각: _____시 _____분   마친 시각: _____시 _____분

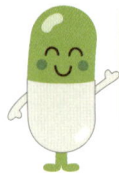 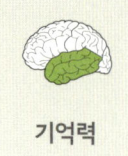

기억이 오래갈 수 있는 방법을 알려드릴께요. 제시 단어로 이야기를 만들 때 그 장면을 떠올려 보세요. 이야기를 장면으로 떠올려 기억했다면 그 기억은 더욱 오래간답니다. 같이 한번 연습해 볼까요?

연습

* **제시 단어:** 마늘, 호랑이, 동굴

* **이야기 만들기:** 호랑이가 동굴에서 마늘을 먹는다.

* **장면으로 떠올리기:** 호랑이가 컴컴한 동굴에서 마늘을 먹고 도저히 못 먹겠다는 표정을 짓는 모습을 떠올려 보았다.

문제

* **제시 단어:** 모자, 초콜릿, 축구공, 사과, 나비, 비행기, 당나귀

* **이야기 만들기:**

* **장면으로 떠올리기:**

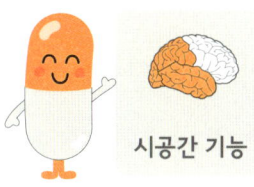

다음 두 그림을 비교하여 다른 다섯 군데를 찾아 ○ 표시해 보세요.

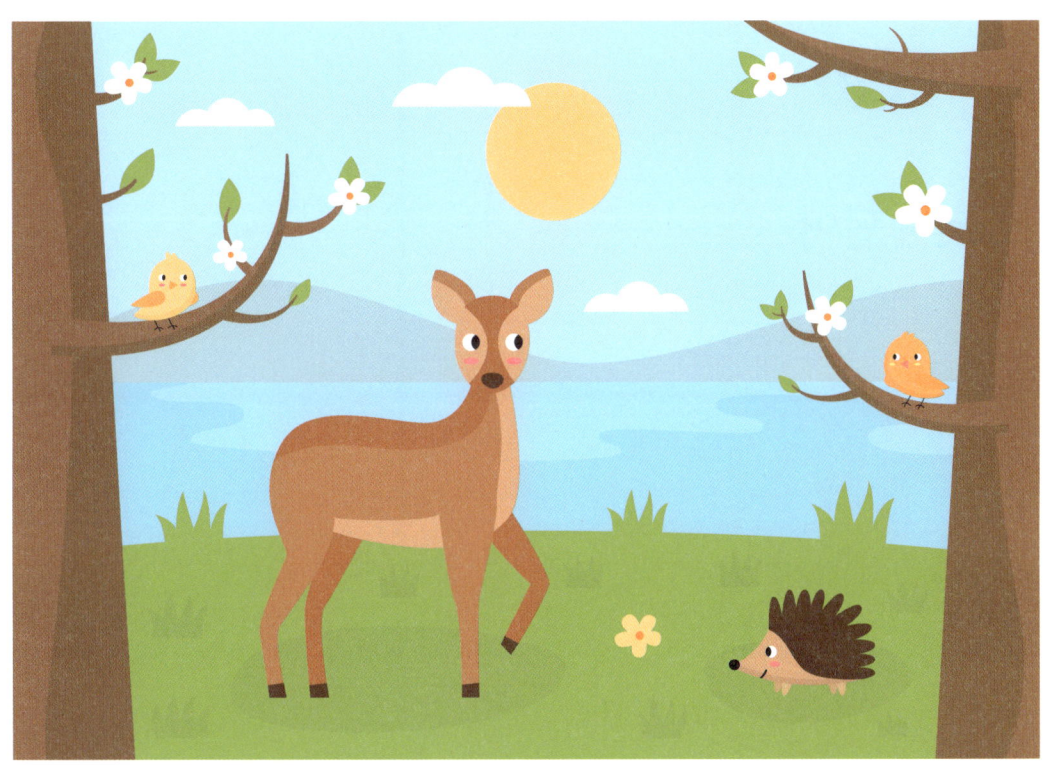

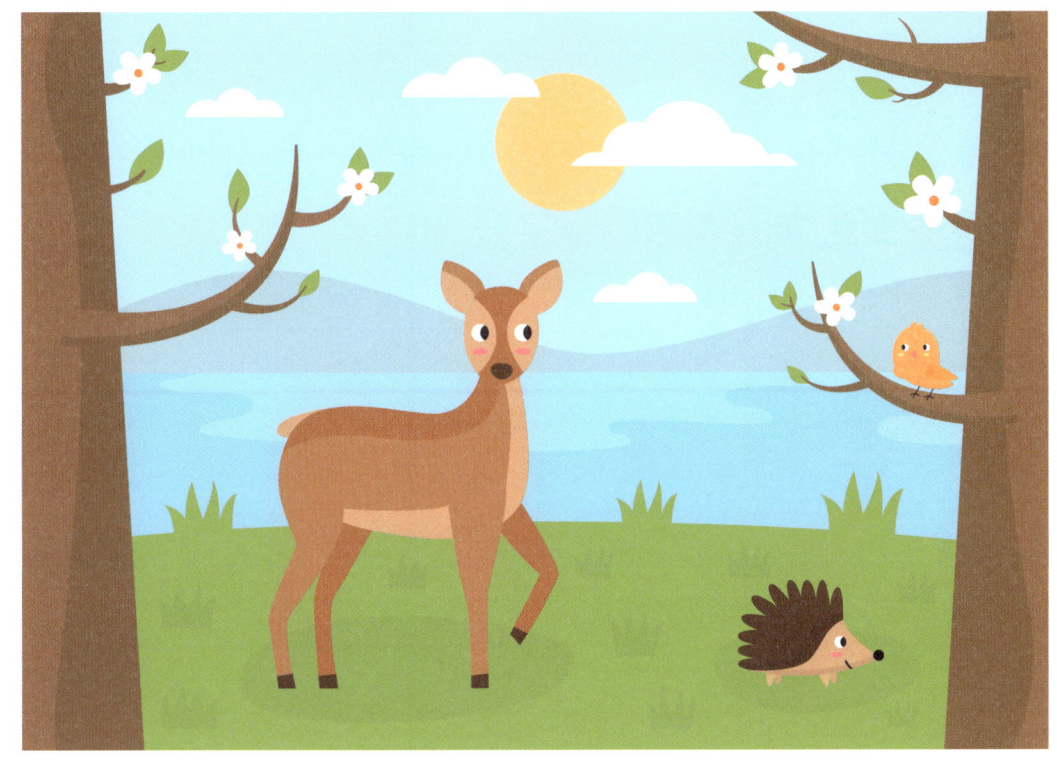

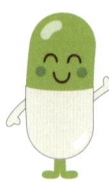 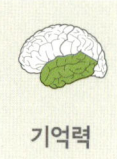
기억력

앞 장(80쪽)에서 본인이 작성한 문제를 기억하여 다시 적어 보세요. 어떤 제시 단어가 있었는지 먼저 적어 보세요.

문제

* 제시 단어:

* 이야기 만들기:

* 장면으로 떠올리기:

21일

날짜: _____ 년 _____ 월 _____ 일 _____ 요일 날씨: _____

시작 시각: _____ 시 _____ 분   마친 시각: _____ 시 _____ 분

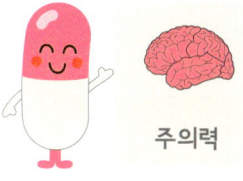

주의력

다음에서 ⊃ 모양만 찾아서 ○ 표시해 보세요. 그리고 개수도 적어 보세요. (　　) 개

⊂　⊃　∪　∩　∩　⊂　⊃　⊃　⊃
∩　∩　∪　∩　⊃　∩　∪　⊂　∪
∪　⊃　⊂　∩　∪　⊂　∪　⊃　∩
∩　⊂　∪　⊃　⊂　∩　⊂　⊃　∩
⊃　∪　⊂　∪　∩　∩　∪　⊃　⊂
∪　⊃　∪　∩　⊂　⊃　∩　∪　⊃
⊂　⊃　∩　⊃　∩　∪　∩　⊂　⊂
⊂　∪　⊃　∪　∩　⊃　∪　⊃　⊂
∩　∪　⊂　∩　∩　⊂　∪　⊂　∪
⊃　∩　∪　⊂　∩　⊃　∪　∪　⊂
⊂　∪　⊂　⊃　∩　∪　∩　∪　∪

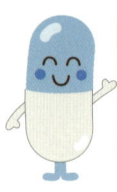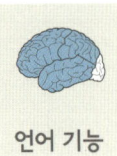

다음 글자들로 만들 수 있는 단어를 빈칸에 적어 보세요.

고	루	화	그	호	락	이
바	질	양	가	라	숨	무
발	꼭	동	라	궁	기	미

1. ☐ 바 ☐ ☐
2. 무 ☐ ☐
3. ☐ ☐ 라 ☐
4. ☐ ☐ 이
5. ☐ ☐ ☐ 미
6. ☐ 가

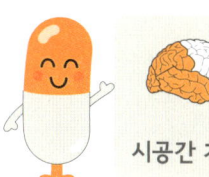 시공간 기능

보기와 같이 **출발**에서 **도착**까지 가장 빠른 길을 선으로 그어보세요.

보기
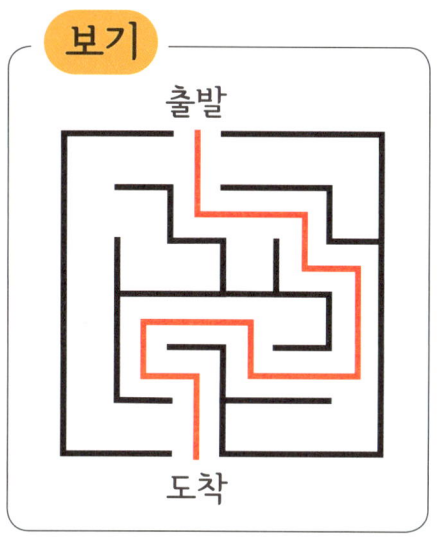

1.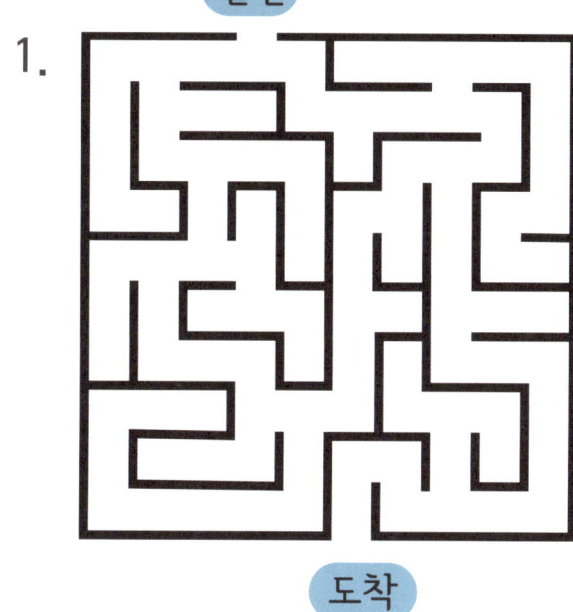

2.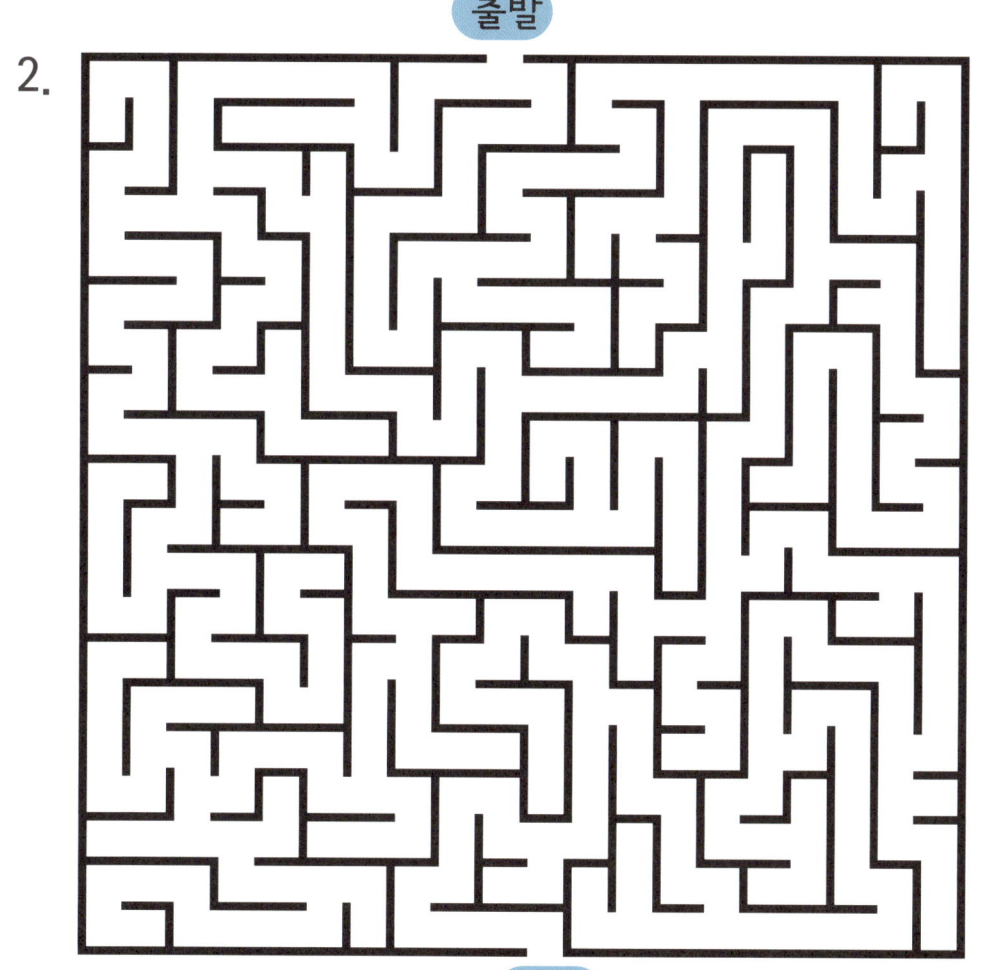

22일

날짜: _____ 년 ___ 월 ___ 일 ___ 요일   날씨: _____
시작 시각: ___ 시 ___ 분   마친 시각: ___ 시 ___ 분

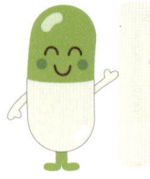 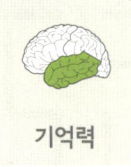

다음 그림이 어떻게 나뉘어졌는지 유의해서 잘 기억해 두세요.

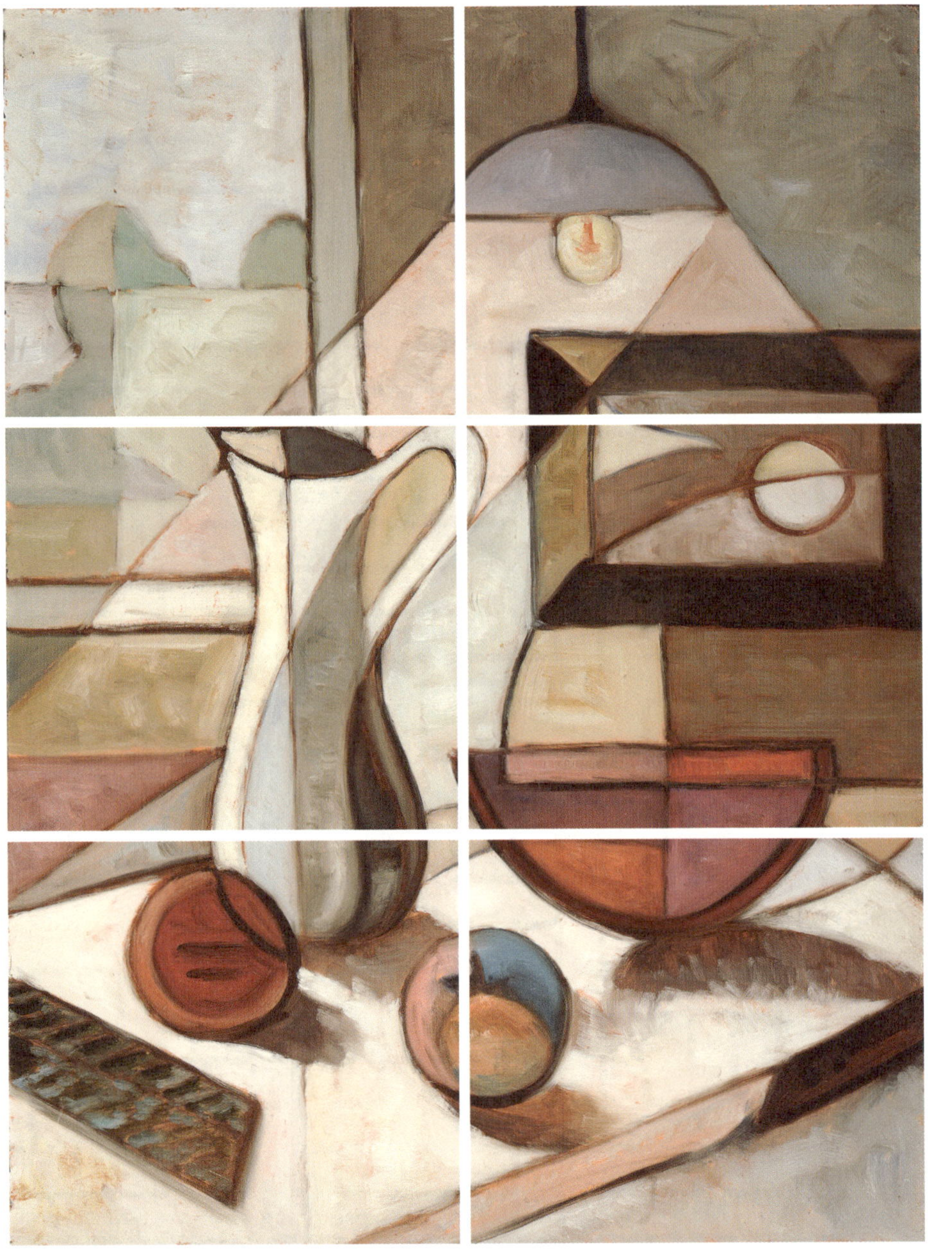

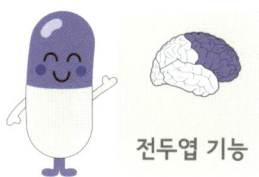

전두엽 기능

보기 의 수 1, 4, 6은 어떤 규칙에 따라 원을 색칠하였습니다. 그러면 2, 5, 7, 8, 3, 9는 어떤 원에 색을 칠해야 할까요? 규칙에 맞게 직접 색칠해 보세요.

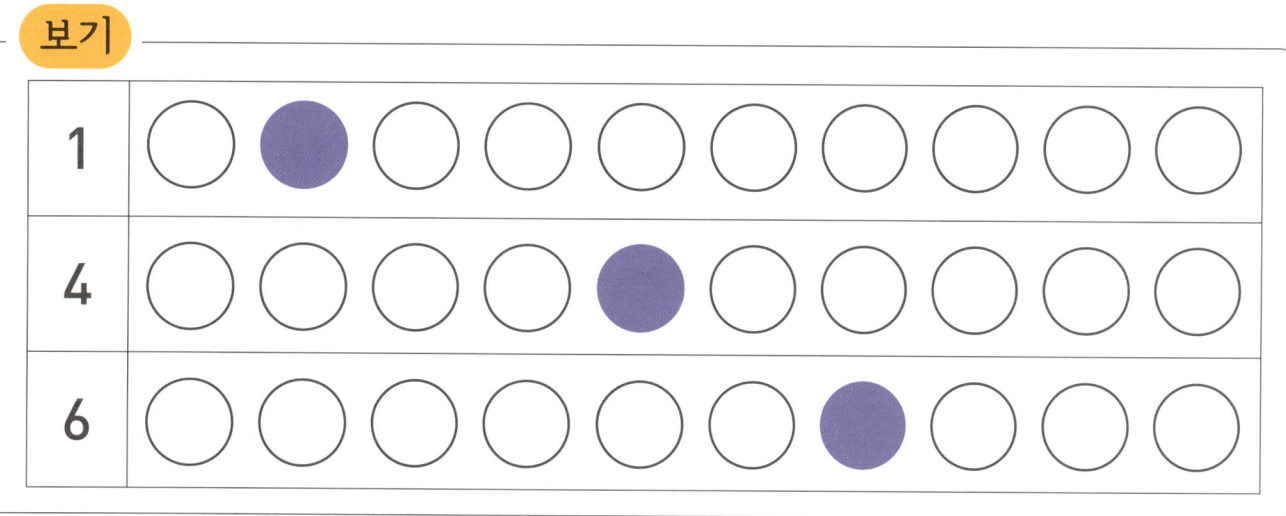

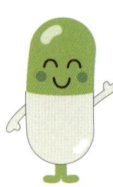 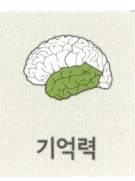

앞 장(86쪽)의 그림을 기억하여 어떤 조각이 들어가야 할지 (   )에 답을 적어 보세요.

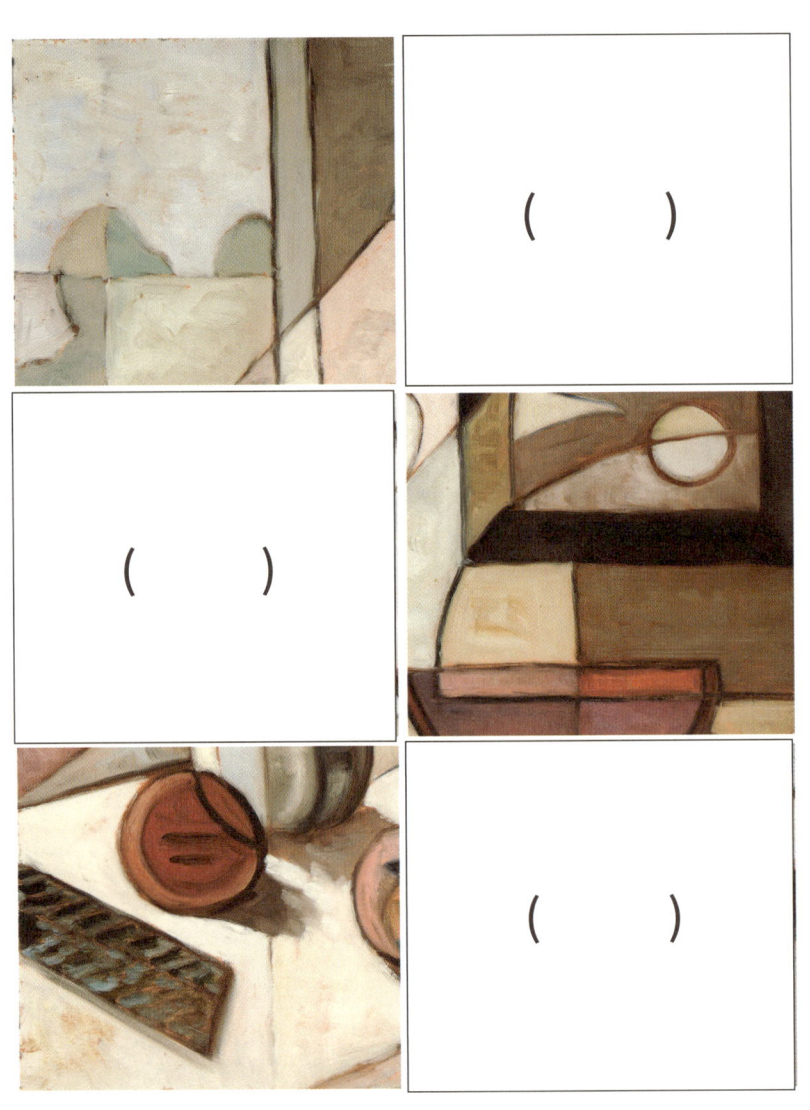

가	나	다	라
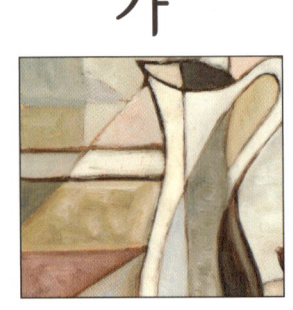	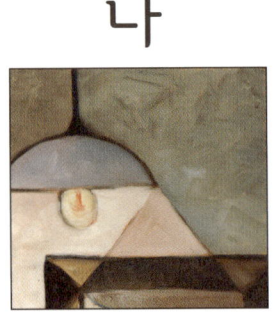	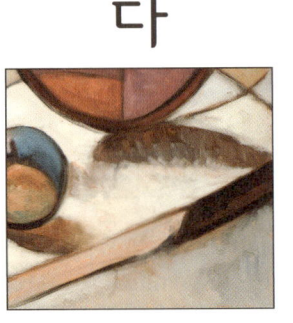	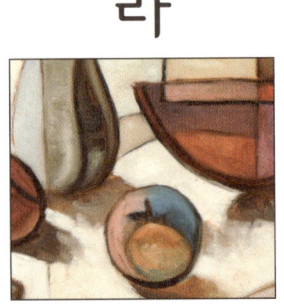

23일

날짜: _____ 년 _____ 월 _____ 일 _____ 요일   날씨: _____
시작 시각: _____ 시 _____ 분   마친 시각: _____ 시 _____ 분

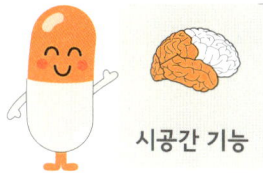
시공간 기능

다음 4명의 할머니들은 돌아가면서 점심 식사를 대접하며 모임을 갖습니다. 오늘은 '라' 할머니 집에서 모이기로 하였습니다. 그림을 보고 '나', '다' 할머니가 '라' 할머니 집을 가기 위해서 어떤 방향으로 몇 칸 움직여야 하는지 '가' 할머니를 참고해서 (   )에 적어 보세요.

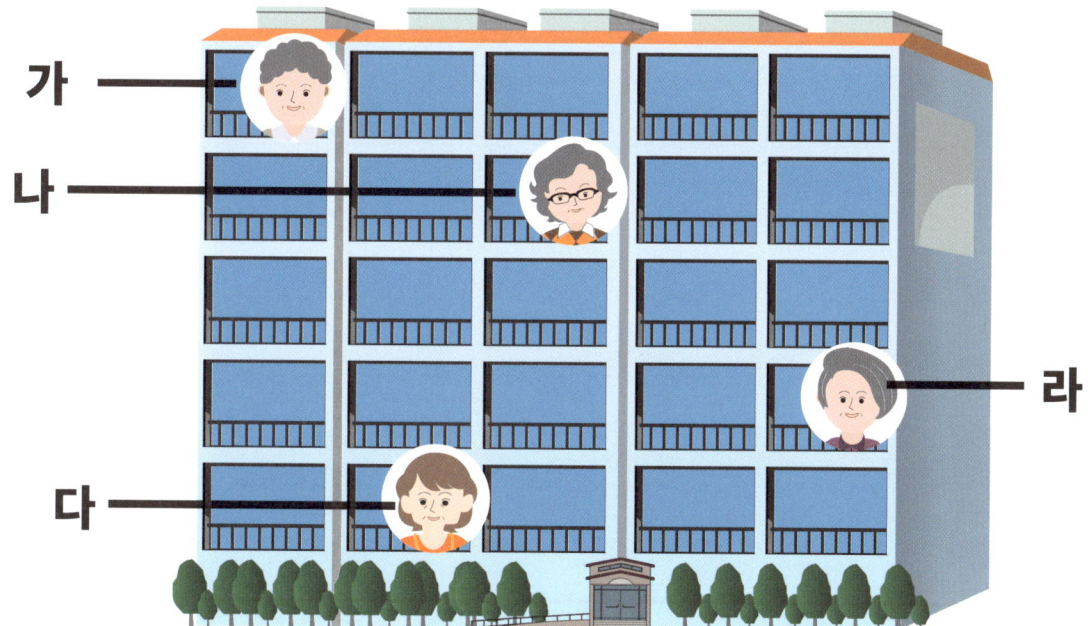

1. '가' 할머니 – 오른쪽으로 (4)칸, 아래쪽으로 (3)칸

2. '나' 할머니 – (   )쪽으로 (   )칸, (   )쪽으로 (   ) 칸

3. '다' 할머니 – (   )쪽으로 (   )칸, (   )쪽으로 (   ) 칸

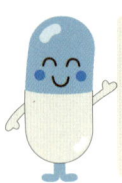 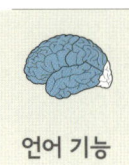 다음 제시한 초성으로 만들 수 있는 단어를 적을 수 있을 만큼 많이 적어 보세요.

ㄴ ㅁ

나무,

ㅁ ㅇ

마음,

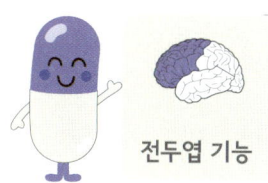

다음 이야기 계산 문제를 풀어서 답을 (　)에 적어 보세요.

1. 지현이는 이번 시험에서 국어는 90점, 수학은 70점, 영어는 80점을 받았습니다. 지현이의 이번 시험 평균 점수는 몇 점일까요?
(　　　점)

2. 송일희 할머니는 시장에서 장을 보고 있습니다. 계란 한 판(5,600원), 시금치 한 단(3,200원), 조기 다섯 마리(한 마리 2,000원)를 샀습니다. 송일희 할머니는 시장에서 얼마를 썼나요?
(　　　원)

3. 영웅이는 아빠에게 용돈 50,000원을 받았습니다. 문방구에서 한 권에 700원인 노트 다섯 권을 구매하였고, 용돈을 받고 기분이 좋은 나머지 친구 두 명에게 주스를 사주었습니다. 영웅이와 친구들은 모두 한 잔에 4,200원 딸기 쉐이크를 주문하였습니다. 그럼 영웅이의 용돈은 얼마 남았을까요?
(　　　원)

24일

날짜: _____년 ___월 ___일 ___요일 날씨: _____
시작 시각: ___시 ___분   마친 시각: ___시 ___분

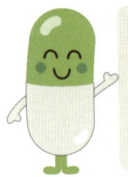
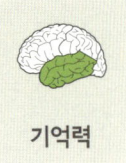
기억력

다음은 이름이 한글인 친구들이 자신의 이름을 설명하고 있습니다. 각 친구들의 이름과 뜻을 잘 기억해 두세요.

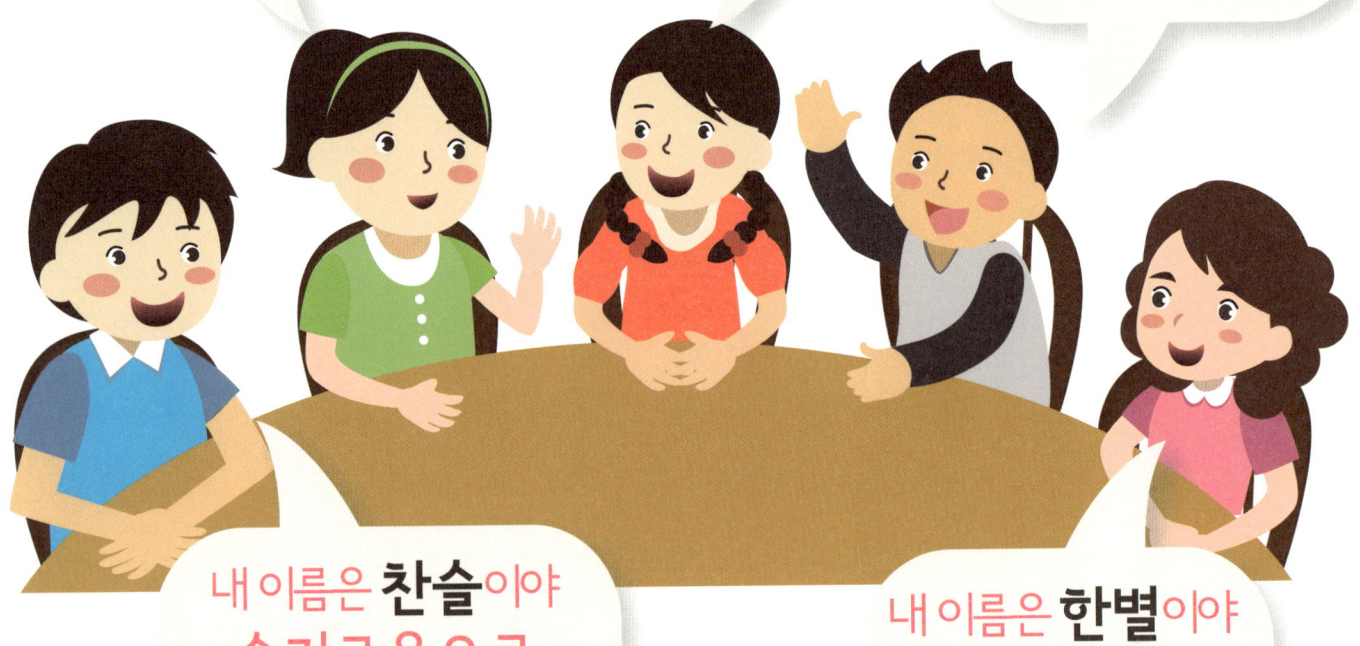

내 이름은 **단미**야
사랑스러운 여자라는 뜻이야!

내 이름은 **다원**이야
모두가 원하는 사람이라는 뜻이지!

내 이름은 **찬솔**이야
알차게 잘 자란 소나무란 뜻이지!

내 이름은 **찬슬**이야
슬기로움으로 가득 찼다는 뜻이야!

내 이름은 **한별**이야
크고 밝은 별이란 뜻이지!

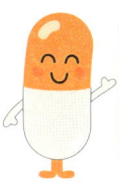 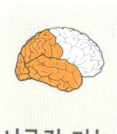 다음 검정색 칸에 들어갈 알맞은 조각 2개를 골라 ○ 표시해 보세요.

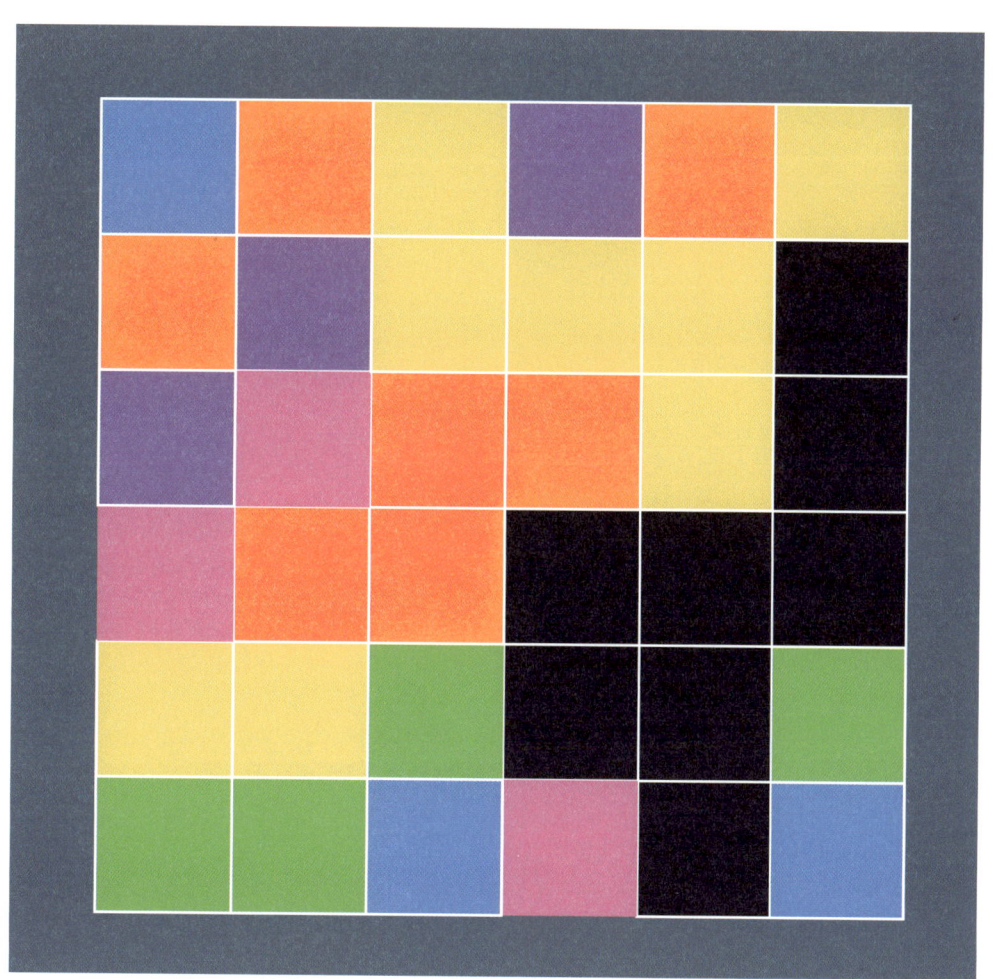

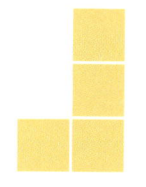 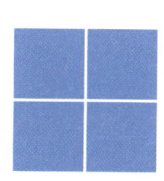 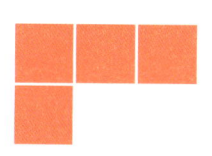 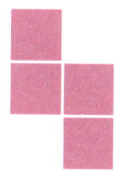 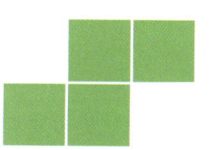

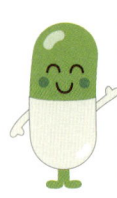
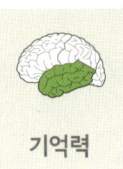

앞 장(92쪽)에서 친구들의 한글 이름과 뜻을 외우셨지요? 잘 기억하여 다음 문제를 풀어 보세요.

1. 다원은 무슨 뜻인가요?
( )

2. 한별은 무슨 뜻인가요?
( )

3. 사랑스러운 여자라는 뜻의 이름은? ( )
　　① 다원　　② 찬솔　　③ 단미　　④ 한별

4. 슬기로움이 가득찼다는 뜻의 이름은? ( )
　　① 찬솔　　② 찬슬　　③ 한별　　④ 단미

25일

날짜: ___년 ___월 ___일 ___요일   날씨: ___
시작 시각: ___시 ___분   마친 시각: ___시 ___분

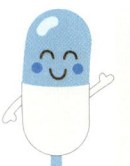 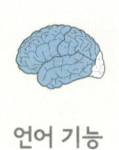
언어 기능

보기 처럼 그림의 이름에서 필요 없는 자음 또는 모음을 찾아서 ◯ 표시해 보세요.

보기 	ㅗ ㉠ ㅏ ㅅ ㄱ
(구름)	ㄹ ㅡ ㅜ ㅂ ㄱ ㅁ
(무지개)	ㅐ ㅈ ㅜ ㅁ ㅣ ㄱ ㅔ
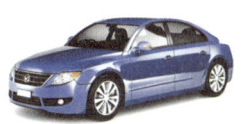	ㄷ ㅏ ㅎ ㅊ ㅗ ㅇ ㅈ ㅏ
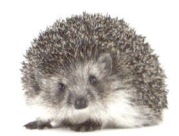	ㅣ ㅊ ㅅ ㅡ ㅜ ㅗ ㄱ ㅗ ㅁ ㄷ
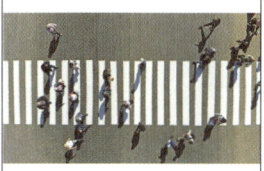	ㄴ ㅗ ㅗ ㅂ ㅁ ㄷ ㄷ ㅗ ㅣ ㅇ ㅎ ㄷ ㅏ

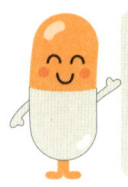 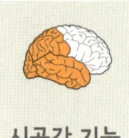

시공간 기능

다음은 칠교놀이로 만든 모형입니다. 각각의 모양이 무엇을 표현한 것인지 보기에서 골라 이름을 적어 보세요.

보기

촛불, 백조, 강아지, 고양이, 사람, 칼, TV, 우주선, 토끼

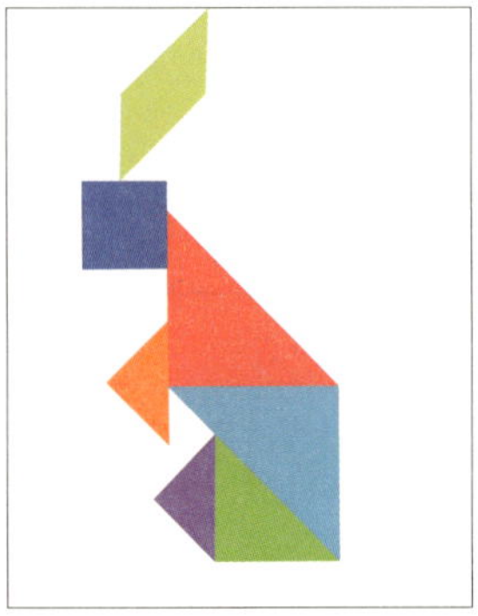

( ) ( ) ( )

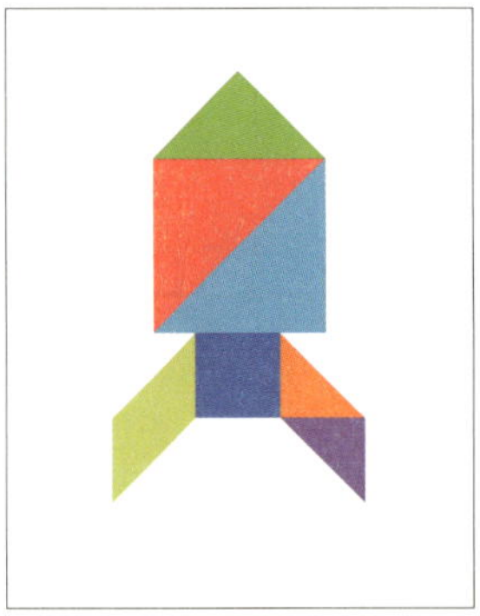

( ) ( ) ( )

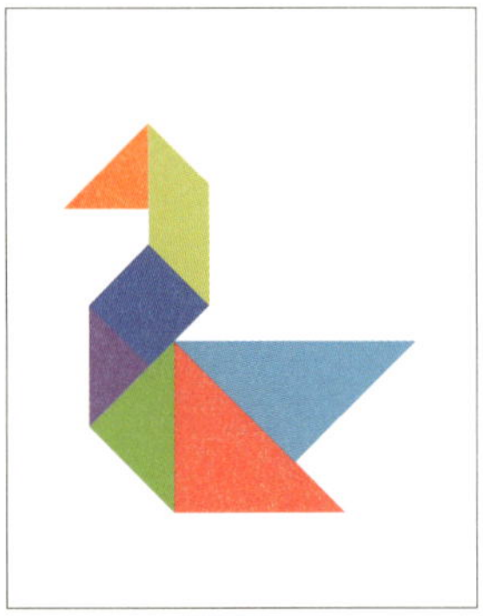

( ) ( ) ( )

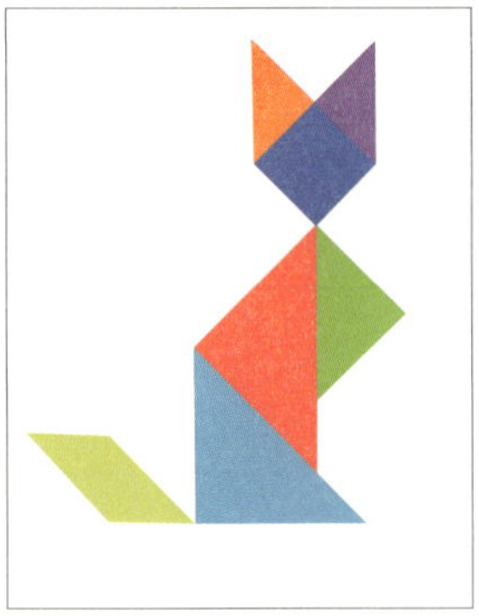

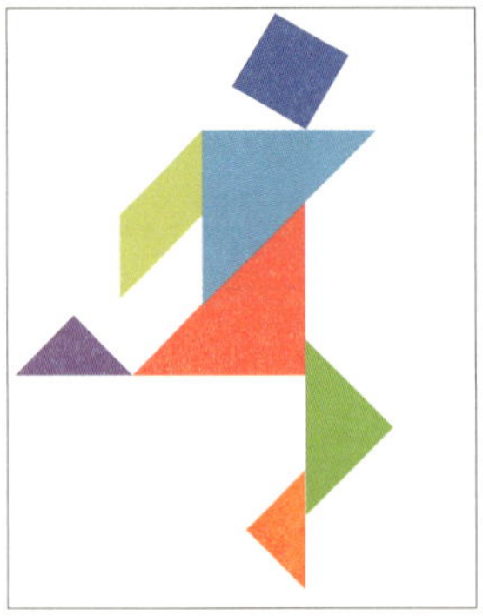

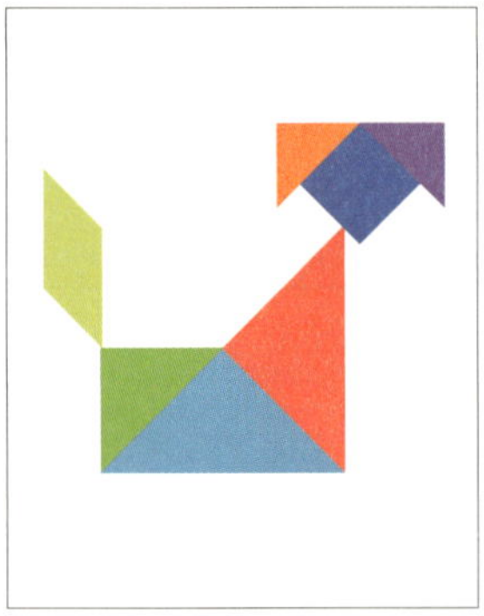

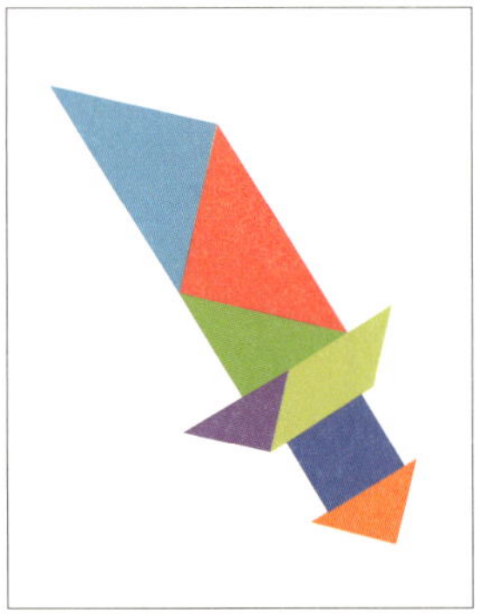

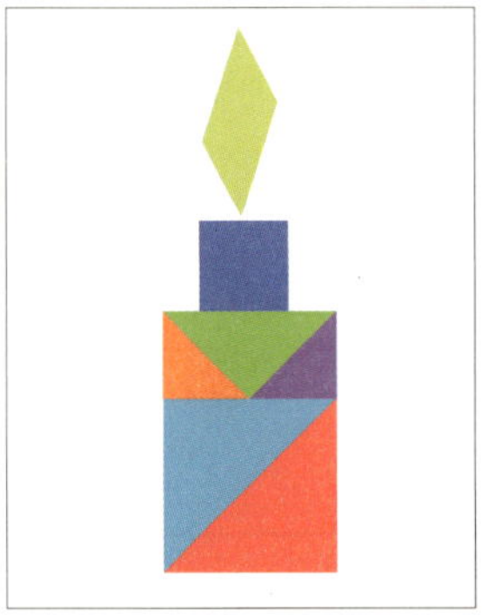

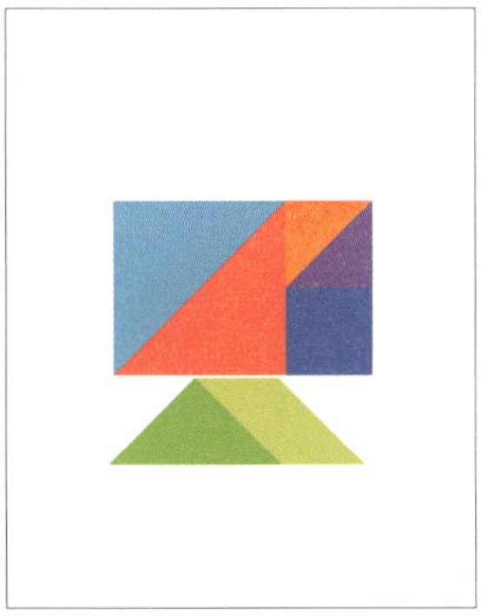

96

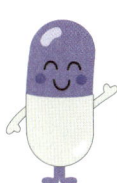 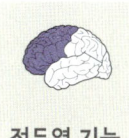

보기 와 같이 제시한 숫자 또는 모양이 순차적으로 반복되도록 길을 따라 이어보세요.

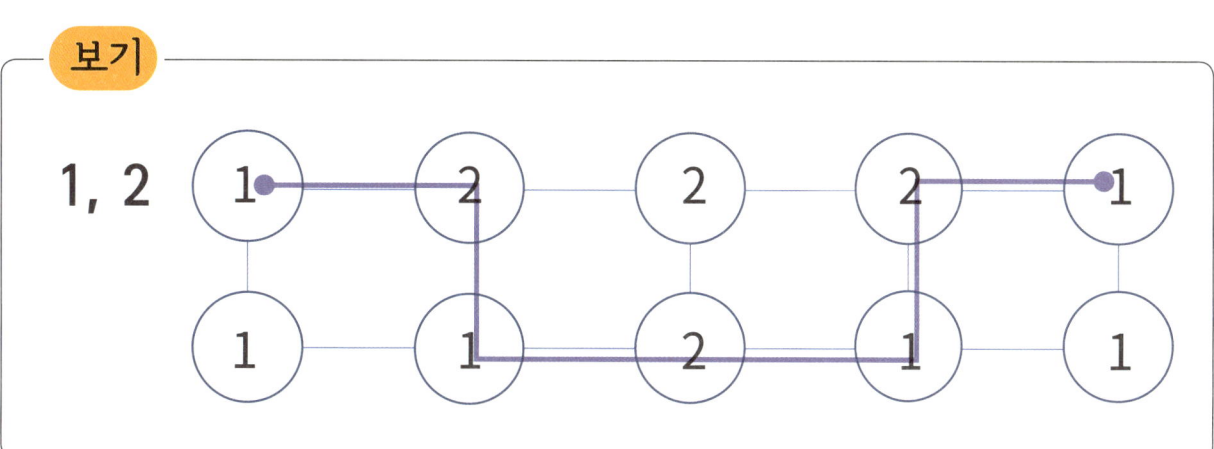

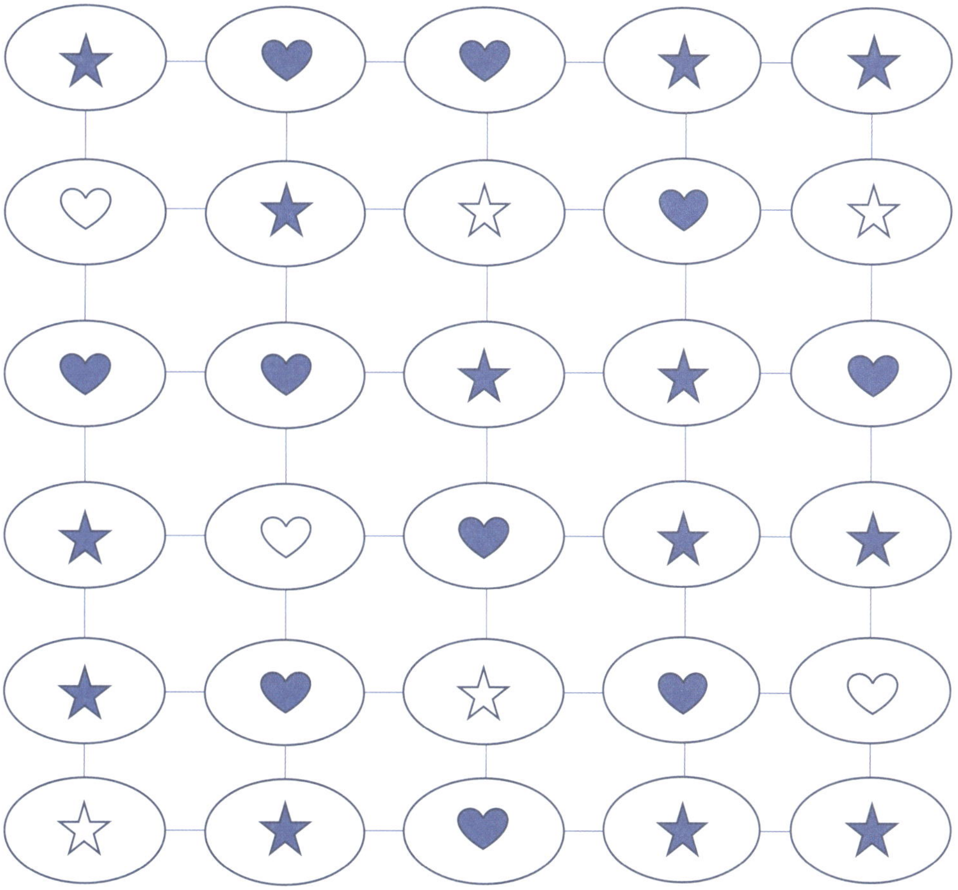

26일

날짜: _____ 년 _____ 월 _____ 일 _____ 요일   날씨: _____
시작 시각: _____ 시 _____ 분   마친 시각: _____ 시 _____ 분

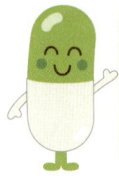 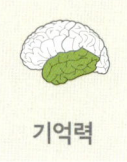
기억력

다음 그림을 보면서 우선 쌍이 되는 그림을 찾아 표시하고 위치를 잘 기억해 두세요.

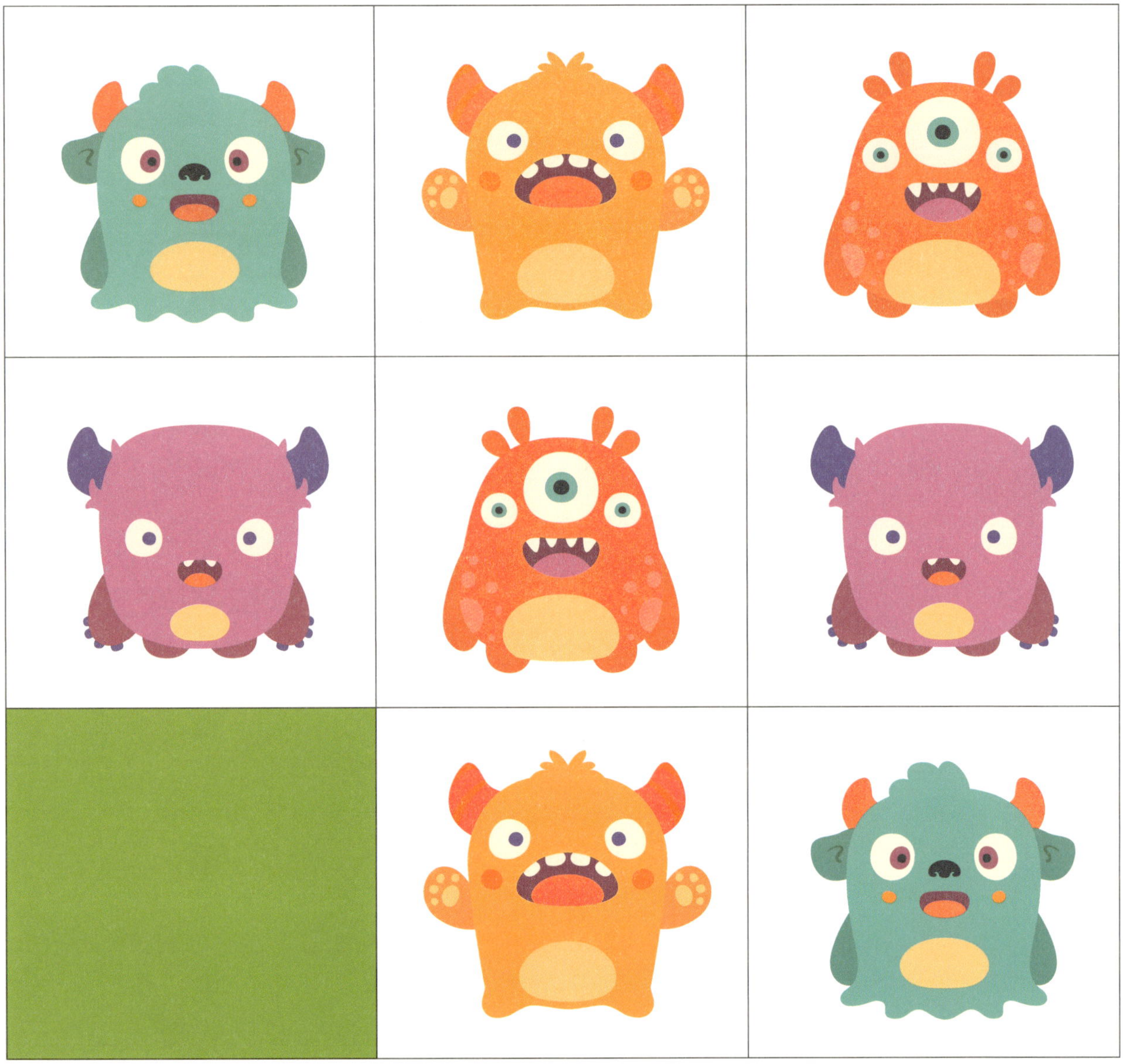

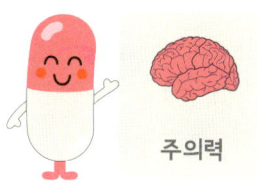

주의력

다음 단어를 구성하는 자음 모음 가운데 가장 많이 사용된 것을 찾아서 ◯ 표시해 보세요. (같은 횟수로 사용된 경우는 모두 선택)

얼룩말	ㅇㅓ(ㄹ)ㅜㄱㅁㅏ
식용유	ㅅㅣㄱㅇㅛㅠ
공기밥	ㄱㅗㅇㅣㅂㅏ
손소독제	ㅅㅗㄴㄷㄱㅈㅔ
파인애플	ㅍㅏㅇㅣㄴㅡㄹ
안전운전	ㅇㅏㄴㅈㅓㅜ
공기청정기	ㄱㅗㅇㅣㅊㅓㅈ
열무물냉면	ㅇㅓㄹㅁㅜㄹㄴㅐㅕㄴ

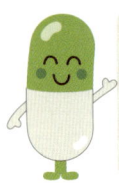 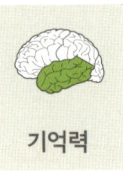
기억력

앞 장(98쪽)에서 보았던 것을 기억하여 빈칸에 들어갈 그림의 번호를 적어 보세요.

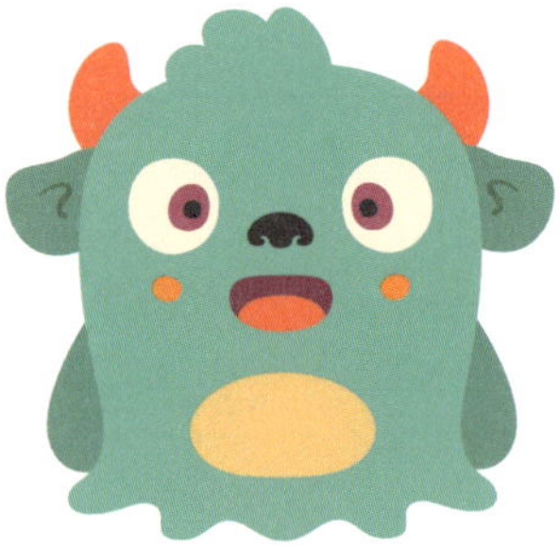

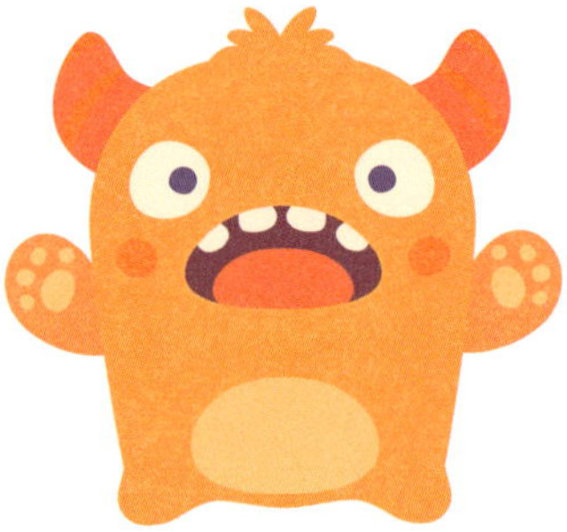

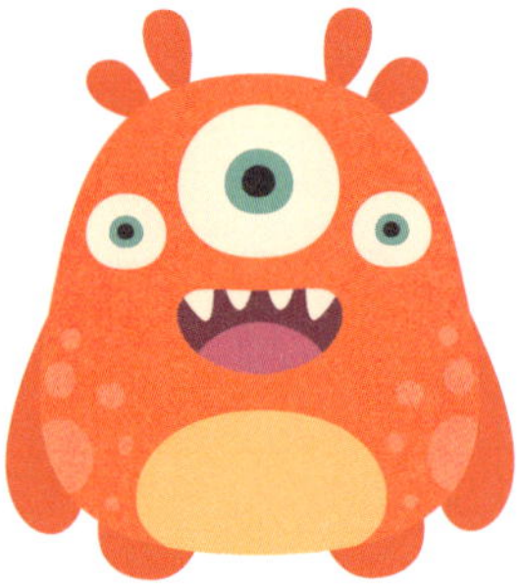

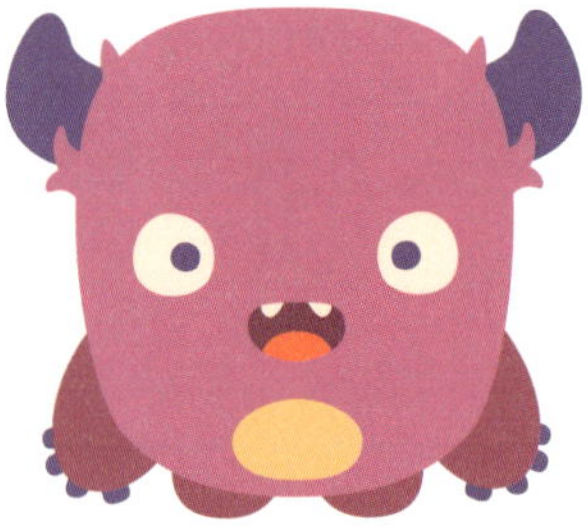

27일

날짜: _____ 년 ___ 월 ___ 일 ___ 요일 날씨: _____
시작 시각: ___ 시 ___ 분   마친 시각: ___ 시 ___ 분

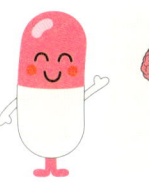 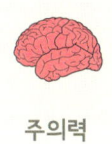
주의력

다음 단어 중에서 자음 'ㄱ'이 포함된 것을 골라 모두 ○ 표시해 보세요.

도시락	강변	기지개
시간	오늘	자전거
오리	사냥개	맹수
칠판	보석	빗자루
아름드리	골목길	독수리
안녕	모내기	비누
아지랑이	차돌박이	어묵
비옷	거울	찬성

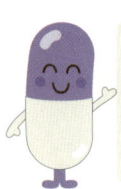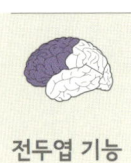

다음 표에 자음(ㄱ~ㅇ)과 모음(ㅏ~ㅣ)을 다양한 기호와 짝지었습니다. 보기를 참고하여 다음 단어를 해당 문자로 바꿔서 빈칸에 적어 보세요.

자음

ㄱ	ㄴ	ㄷ	ㄹ	ㅁ	ㅂ	ㅅ	ㅇ
\	/	?	*	%	=	+	>

모음

ㅏ	ㅑ	ㅓ	ㅕ	ㅗ	ㅛ	ㅡ	ㅣ
!	<	≡	#	→	~	V	∃

보기

가다	오리
\!?!	?→*∃

1. 나비

2. 사다리

3. 어머니

4. 고사리

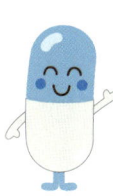 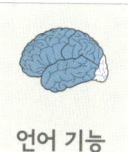

언어 기능

다음은 김춘수 시인의 '꽃'이라는 시입니다. 보기에서 적절한 조사를 골라 빈칸에 답을 적어 보세요.

보기: 가, 이, 을, 은, 는, 의, 과, 도

내☐ 그의 이름☐ 불러주기 전에는
그는 다만
하나☐ 몸짓에 지나지 않았다

내☐ 그의 이름☐ 불러 주었☐ 때
그는 나에게로 와서
꽃☐ 되었다

내☐ 그의 이름☐ 불러 준 것처럼
나의 이 빛깔☐ 향기에 알맞은
누가 나☐ 이름을 불러다오
그에게로 가서 나☐
그☐ 꽃☐ 되고 싶다

우리들☐ 모두
무엇☐ 되고 싶다
나☐ 너에게 너☐ 나에게
잊혀지지 않는 하나☐ 눈짓☐ 되고 싶다

28일

날짜: _____년 ___월 ___일 ___요일   날씨: _____
시작 시각: ___시 ___분   마친 시각: ___시 ___분

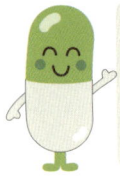 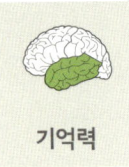

기억력

우리나라의 각종 기념일을 알아 볼까요? 기념일 이름과 날짜(양력, 음력을 구분해서)를 잘 기억해 두세요.

광복절	양력 8월 15일
현충일	양력 6월 6일
제헌절	양력 7월 17일
추석	음력 8월 15일
부처님 오신 날	음력 4월 8일
개천절	양력 10월 3일
국군의 날	양력 10월 1일
부부의 날	양력 5월 21일

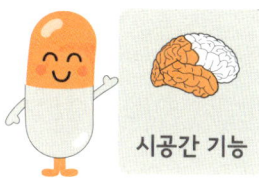

강아지가 있는 곳에서 아래의 목적지들을 순서대로 거쳐 집으로 가는 가장 빠른 길을 표시해 보세요. 대각선으로 가지는 못합니다. 가로, 세로로만 갈 수 있고 지나간 길을 다시 갈 수는 없습니다.

목적지 순서: 정육점 ➡ 학교 ➡ 편의점 ➡ 은행 ➡ 마트 ➡ 서점 ➡ 식당 ➡ 집

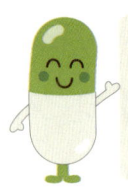 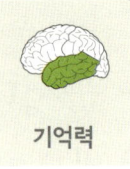

앞 장(104쪽)의 내용을 떠올리며 빈칸에 기념일 이름이나 날짜를 적어 보세요. 날짜를 적을 때는 양력인지 음력인지 주의해서 적어 보세요.

	(양력/음력) 8월 15일
현충일	(양력/음력) ☐월 ☐일
제헌절	(양력/음력) ☐월 ☐일
	(양력/음력) 8월 15일
부처님 오신 날	(양력/음력) ☐월 ☐일
	(양력/음력) 10월 3일
	(양력/음력) 10월 1일
부부의 날	(양력/음력) ☐월 ☐일

29일

날짜: _____ 년 ___ 월 ___ 일 ___ 요일   날씨: _____
시작 시각: ___ 시 ___ 분   마친 시각: ___ 시 ___ 분

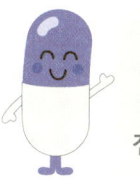 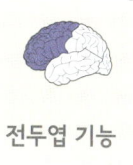
전두엽 기능

다음 문제를 풀어 보세요.

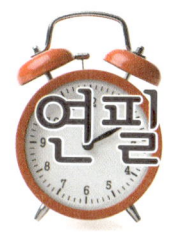 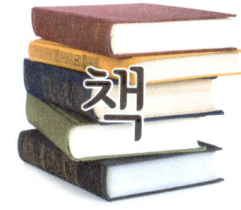 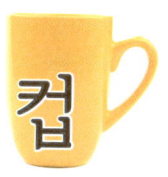 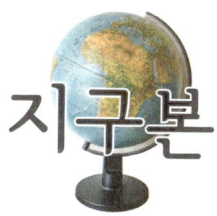

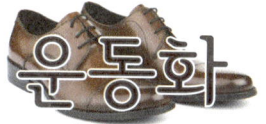 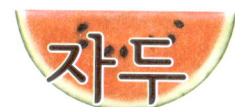 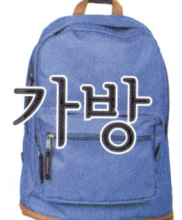 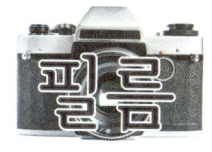

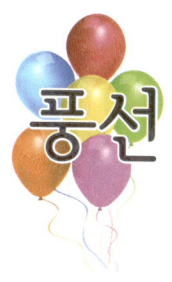 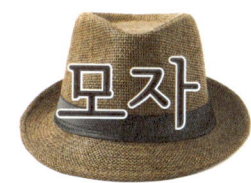 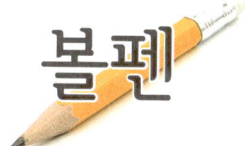 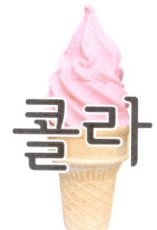

1. 그림과 그림 위에 적힌 이름이 일치하는 것은 몇 개인가요?
   (　　　 개)

2. 그림과 그림 위에 적힌 이름이 일치하지 않는 것을 찾아 그림 아래에 올바른 이름을 적어 보세요.

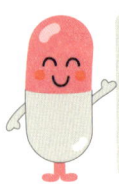 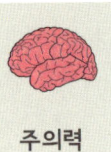
주의력

다음 공 그림에 색칠 된 모든 색상을 아래 표에 ○ 표시해 보세요.

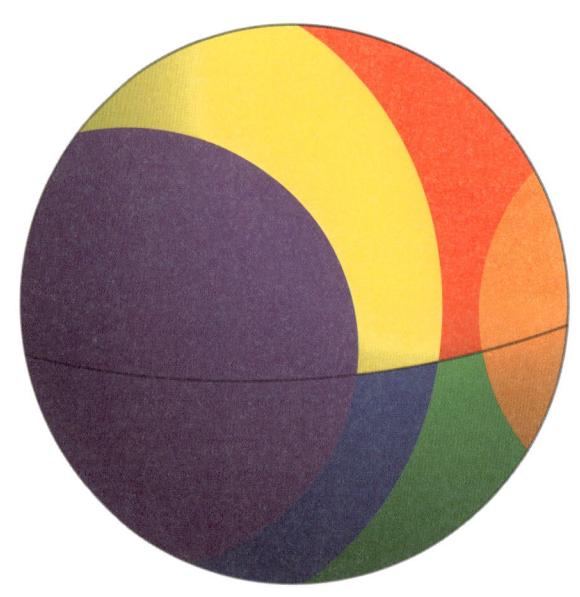

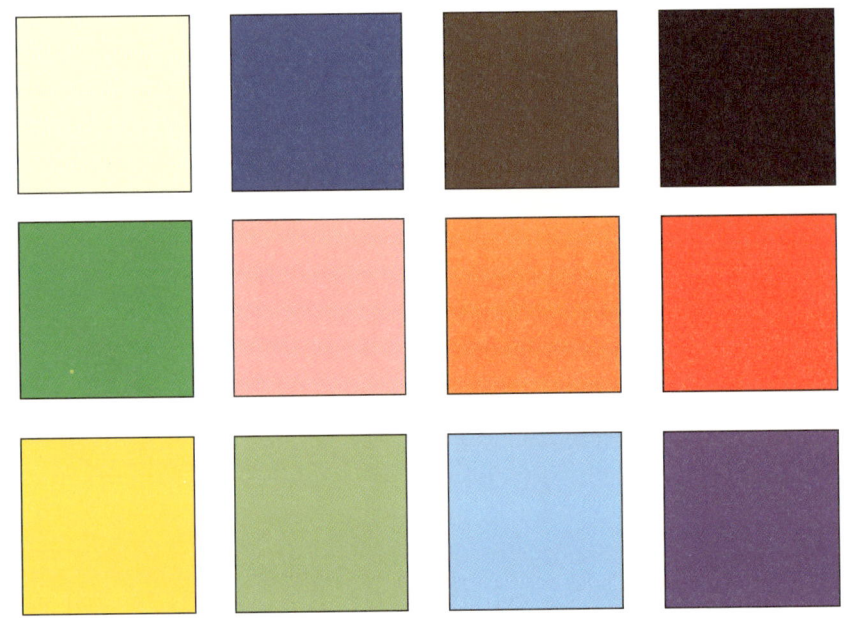

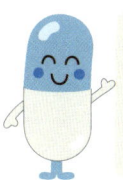 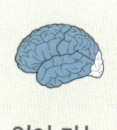

보기의 어절들을 조합하여 가능한 많이 다양한 문장을 만들어 보세요. (어절은 중복해서 사용할 수 있음)

보기

최고다 싶다 사랑하는 강아지와 헌신에 남편에게 물이 엄마의 되어주고 산책을 나왔다 산에서 마시는 힘이 공원을 달린다

1. 강아지와 산책을 나왔다.
2.
3.
4.
5.

30일

날짜: _____ 년 ___ 월 ___ 일 ___ 요일   날씨: _____
시작 시각: ___ 시 ___ 분   마친 시각: ___ 시 ___ 분

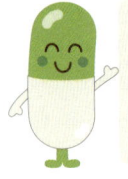 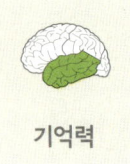
기억력

다음은 세계적인 클래식 작곡가입니다. 작곡가의 얼굴과 이름, 나라까지 잘 기억해 두세요.

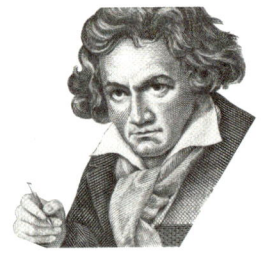

| 베토벤 | 독일 |

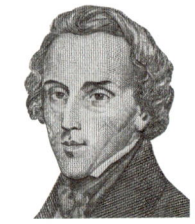

| 쇼팽 | 폴란드 |

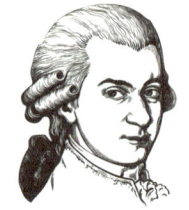

| 모차르트 | 오스트리아 |

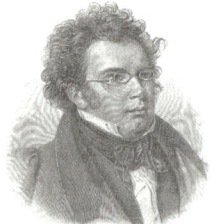

| 슈베르트 | 오스트리아 |

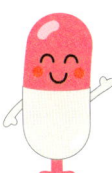 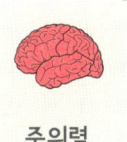

주의력

다음 영어 단어 중에 i가 들어간 것을 모두 찾아 ○표 시해 보세요.

vitamin cherry speak nature tourism ice cream father tarte love like naive rain children mother christmas open apple game identity tree mushroom promise valley mountain

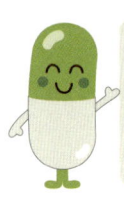 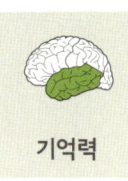

앞 장(110쪽)에서 기억한 세계적인 클래식 작곡가에 대한 문제를 풀어 보세요.

1. 독일 출신인 작곡가는 누구인가요?

   ① 슈베르트   ② 베토벤   ③ 쇼팽   ④ 모차르트

2. 쇼팽은 어느 나라 작곡가인가요?

   ① 폴란드   ② 오스트리아   ③ 러시아   ④ 독일

3. 작곡가들의 얼굴과 이름을 바르게 연결해 보세요.

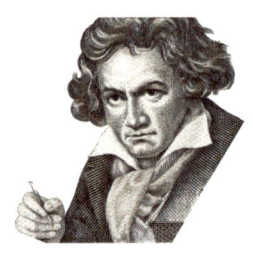   •   •   슈베르트

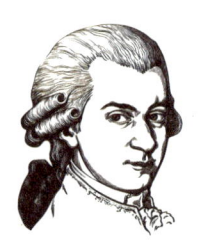   •   •   베토벤

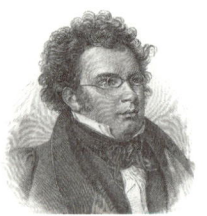   •   •   쇼팽

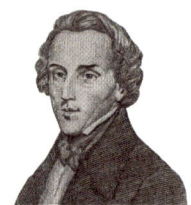   •   •   모차르트

매일매일 뇌의 근력을 키우는 치매 예방 문제집

365 Brain Fitness
365 브레인 피트니스

정 답

1일

날짜: ___ 년 ___ 월 ___ 일 ___ 요일 날씨: ___
시작 시각: ___ 시 ___ 분 마친 시각: ___ 시 ___ 분

다음은 묵찌빠 게임입니다. 어떤 손을 내야 이길 수 있을까요? 보기 처럼 해당 손에 ◯표시해 보세요.

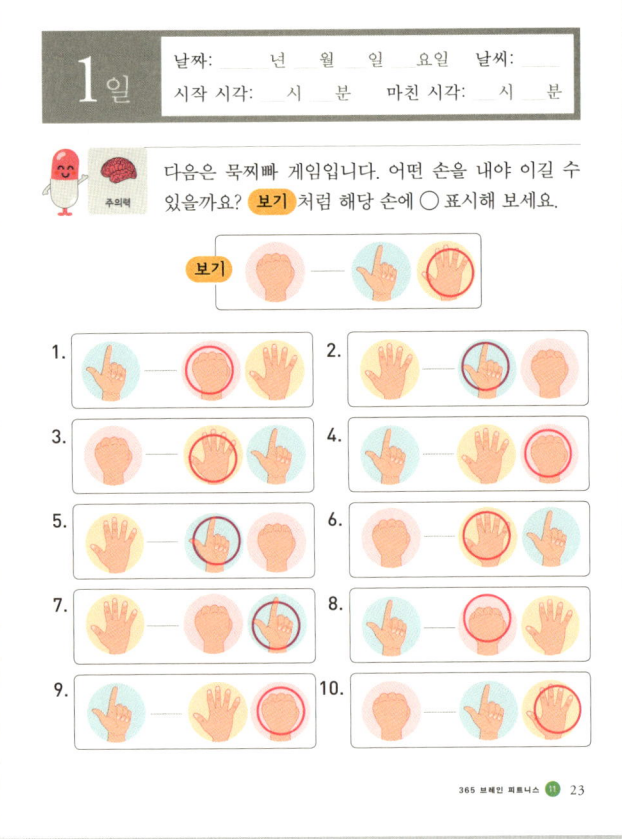

보기 를 참고하여 알맞은 답에 ◯표시해 보세요.

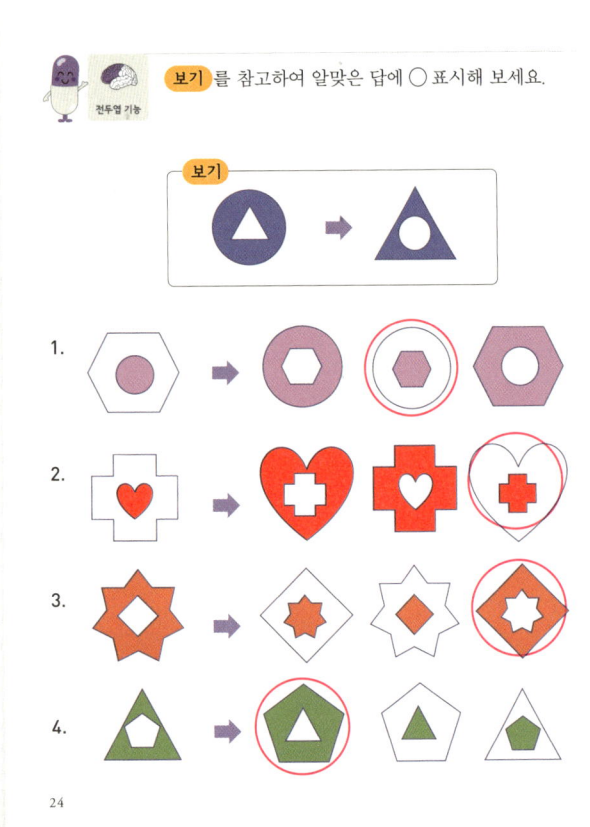

다음 사진에 대한 올바른 설명 글에 모두 ◯표시해 보세요.

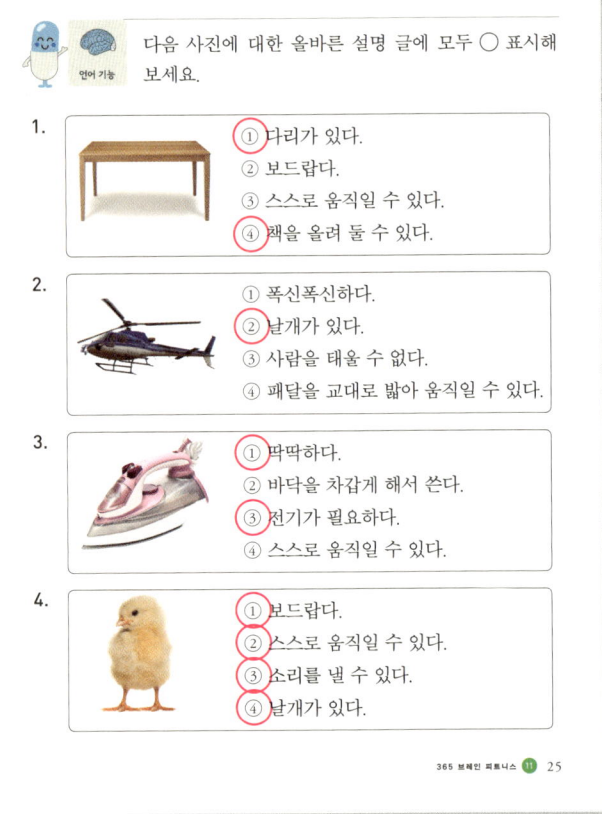

2일

날짜: 년   월   일   요일   날씨:
시작 시각: 시   분   마친 시각: 시   분

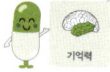 다음 문제를 풀어 보세요. 그리고 각 카드에 그려진 도형의 개수, 색, 모양을 기억해 두세요.

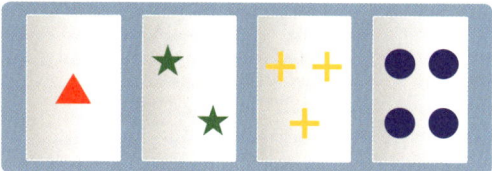

1. 각 카드에 그려진 도형의 색을 순서대로 적어 보세요.
   (**빨강**), (**초록**), (**노랑**), (**파랑**)
2. 각 카드에 그려진 도형 모양을 순서대로 적어 보세요.
   (**삼각형**), (**별**), (**십자가**), (**동그라미**)
3. 카드 속 파랑 도형은 모두 몇 개인가요? (**4개**)
4. 도형이 두 개인 색깔을 적어 보세요. (**초록**)
5. 카드 속 노란색 도형은 무슨 모양인가요? (**별**)

다음 직선들을 이등분하려면 세 개의 빨간 막대기 중 어느 것을 골라야 할지 각각 ◯ 표시해 보세요.

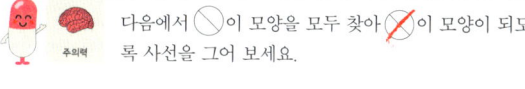

 앞 장(26쪽)에서 보았던 4장의 카드를 찾아 ◯ 표시해 보세요.

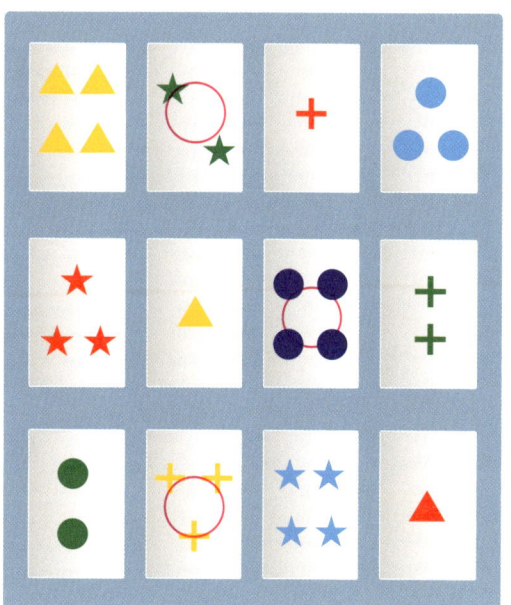

3일

날짜: 년   월   일   요일   날씨:
시작 시각: 시   분   마친 시각: 시   분

다음에서 ⊘ 이 모양을 모두 찾아 ⊗ 이 모양이 되도록 사선을 그어 보세요.

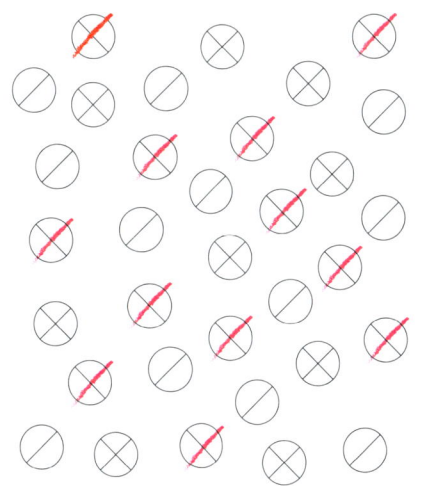

오늘은 제시한 글자로 글짓기를 해볼게요. **보기** 처럼 자유롭게 3행시를 만들어 보세요.

보기

고	고향집을 생각하면
무	무지개가 자주 생기던 언덕에서
신	신나게 뛰어 다니던 생각이 납니다.

오	*어떤 내용이든 답이 될 수 있습니다.
미	
자	

기	
지	
개	

다음 그림은 여러 그림이 겹쳐져 있습니다. 어떤 그림들인지 **보기** 에 ○ 표시해 보세요.

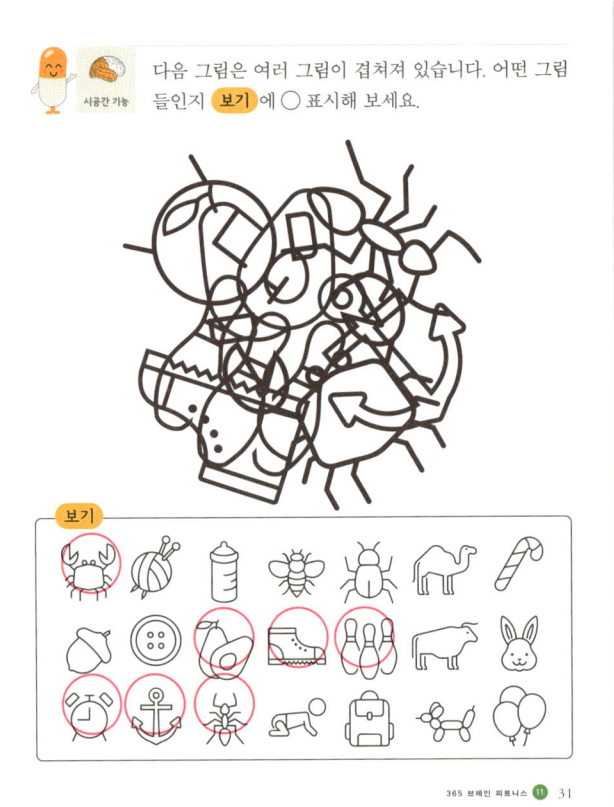

4일

날짜: 년 월 일 요일 날씨:
시작 시각: 시 분 마친 시각: 시 분

한 엘리베이터에 같은 동 주민들이 탑승해 있습니다. 그림을 보고 몇 층에 살고 있는지 해당 층에 표시해 보세요. 그리고 잘 기억해 두세요.

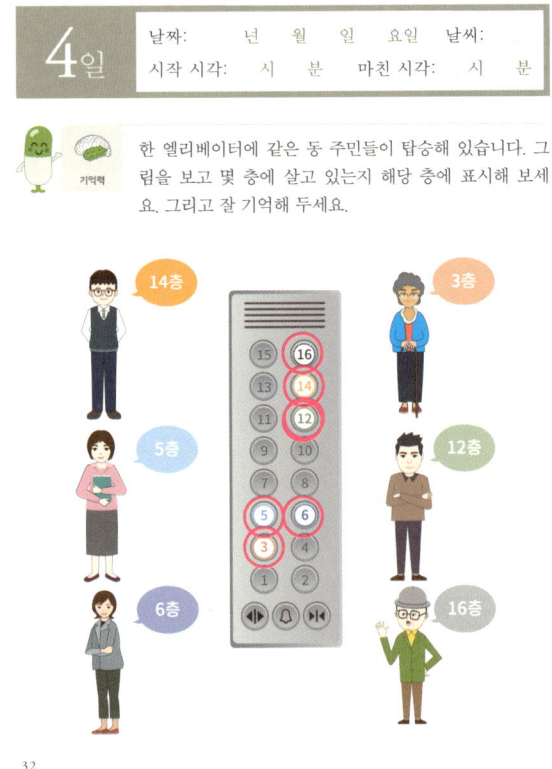

보기 의 규칙을 잘 이해해서 빈칸에 들어갈 모양을 그려 넣어 보세요.

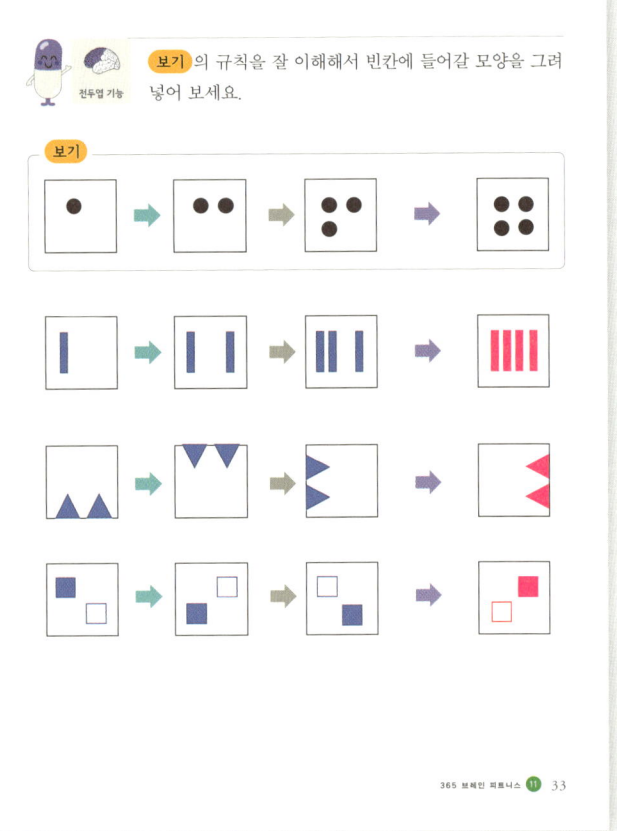

기억력 앞 장(32쪽)에서 본 엘리베이터 버튼이 모두 꺼져버렸어요. 당신이 다시 눌러 주셔야 합니다. 몇 층이었는지 적고 버튼에 ○ 표시도 해보세요.

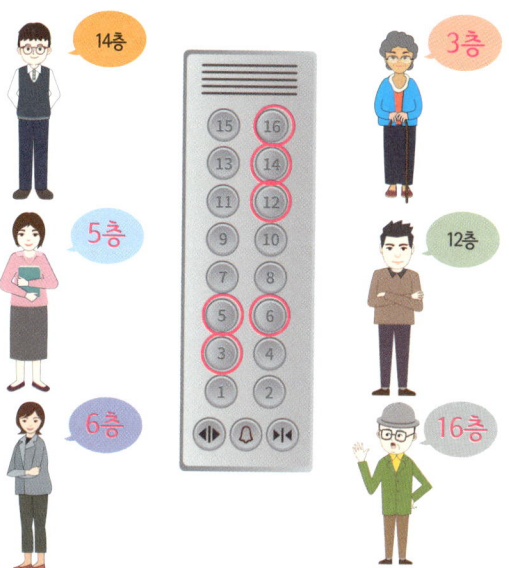

5일

날짜: 년 월 일 요일 날씨:
시작 시각: 시 분   마친 시각: 시 분

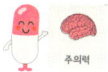 주의력 맨 왼쪽 그림보다 개수가 하나 더 많은 것에 ○ 표시해 보세요.

1.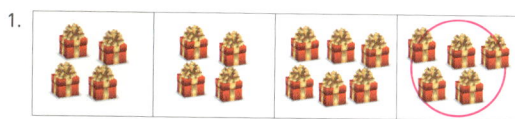

2.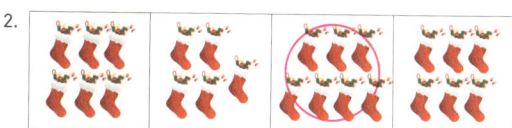

3.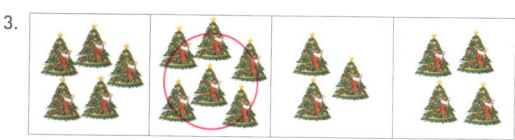

 언어 기능 다음 상황에서 넘어진 희철에게 할 수 있는 적절한 말은 몇 번인가요? (2)

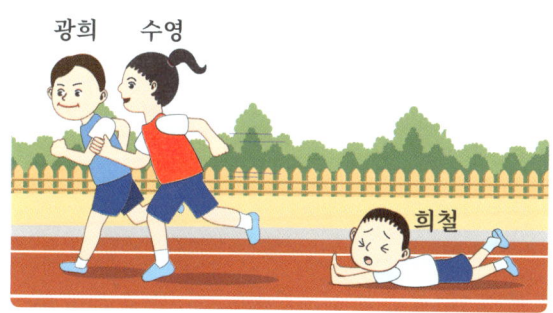

① 너 때문에 우리 팀이 졌잖아.
② 어디 다친 곳은 없니? 괜찮아?
③ 와, 내가 이겼다!
④ 넌 달리기 연습을 안했구나!

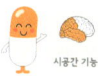 시공간 기능 다음은 '허원 의원'의 내부 모습입니다. 김영탁 씨는 오늘 신경과 진료가 있는 날입니다. 신경과는 어디에 있는지 설명을 읽고 몇 번인지 적어 보세요. (3)

* 신경과는 엘리베이터와 가까이 있습니다.
* 신경과는 화장실을 마주보고 있습니다.
* 신경과는 정형외과 왼쪽에 위치해 있습니다.

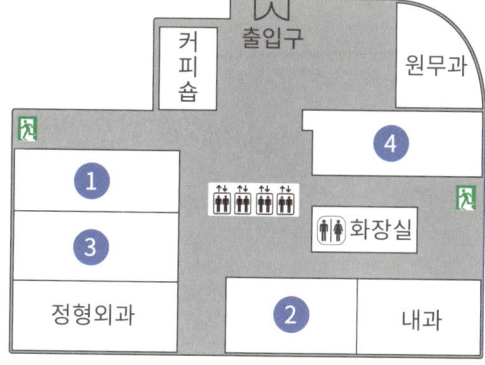

6일

날짜: 　년　월　일　요일　날씨:
시작 시각: 　시　분　마친 시각: 　시　분

기억력 다음은 '올바른 손 씻기 9단계'입니다. 단계별 순서와 내용을 잘 기억해 두세요.

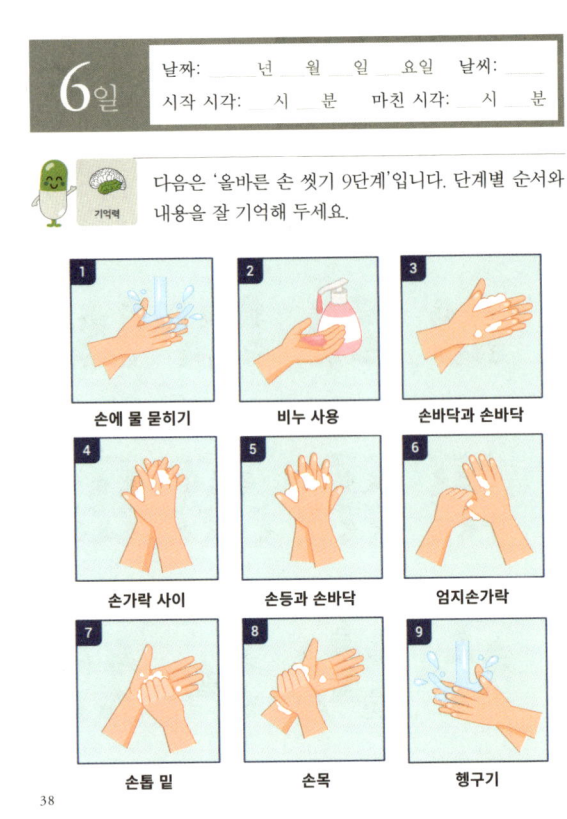

주의력 다음에서 50보다 작은 수를 찾아 모두 △ 표시해 보세요.

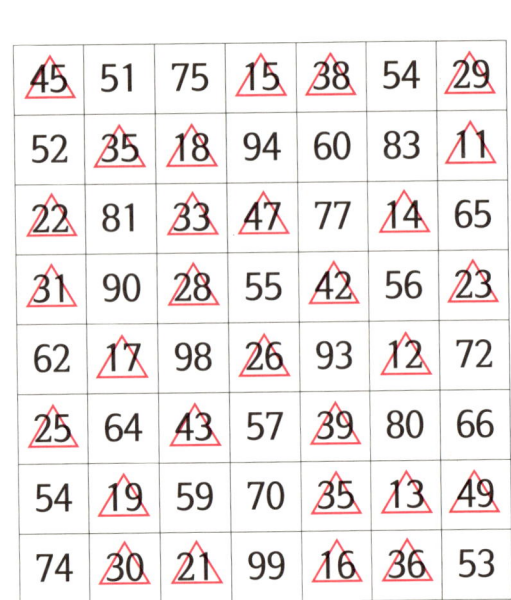

기억력 앞 장(38쪽)에서 기억한 '올바른 손 씻기 9단계'를 떠올려 동작에 맞는 번호를 (　)에 적어 보세요.

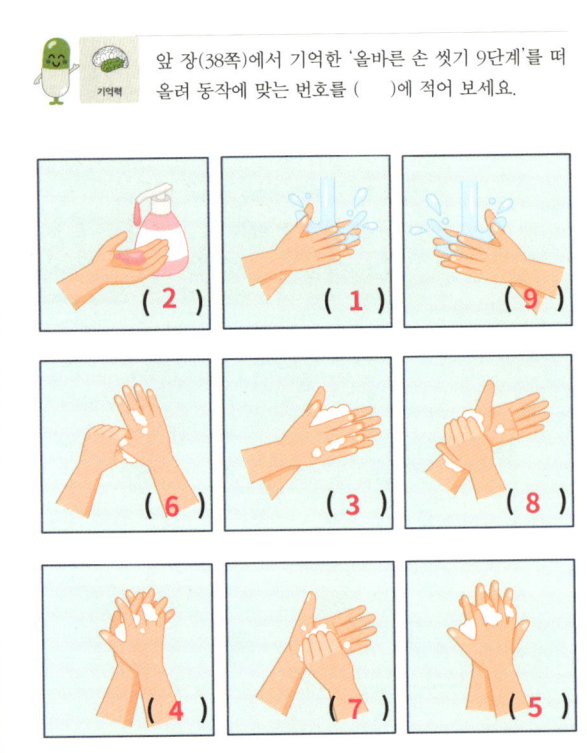

7일

날짜: 　년　월　일　요일　날씨:
시작 시각: 　시　분　마친 시각: 　시　분

언어 기능 다음 제시한 단어를 모두 사용하여 적절한 문장으로 만들어 보세요.

1. 튼튼해 / 훈련을 / 뇌도 / 질 / 수 / 통해 / 있을까요?
➡ 뇌도 훈련을 통해 튼튼해 질 수 있을까요?

2. 매일 / 만들어집니다. / 하면 / 뇌에 / 뇌 운동도 / 꾸준히 / 근육이
뇌 운동도 매일 꾸준히 하면 뇌에 근육이
➡ 만들어집니다.

3. 관리하는 / 뇌세포를 / 치매 / 가장 / 예방의 / 좋은 / 건강할 때 / 잘 / 것입니다. / 길은
치매 예방의 가장 좋은 길은 건강할 때 뇌세포를
➡ 잘 관리하는 것입니다.

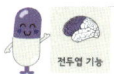 다음 모자 8개를 3가지 기준으로 정해 나누려고 합니다. 우선 어떤 기준으로 나눌지 적고, 기준에 해당하는 번호도 ( )에 적어 보세요.

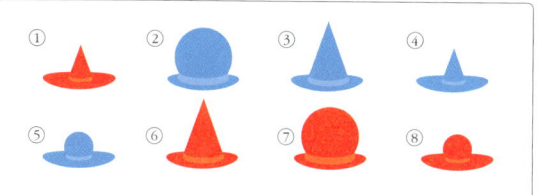

1. 기준 1: <u>색상: 빨강, 파랑</u>
   (1 , 6 , 7 , 8) | (2 , 3 , 4 , 5)

2. 기준 2: <u>모양: 둥근, 뾰족</u>
   (1 , 3 , 4 , 6) | (2 , 5 , 7 , 8)

3. 기준 3: <u>크기: 큰, 작은</u>
   (2 , 3 , 6 , 7) | (1 , 4 , 5 , 8)

다음 화살들이 최종 도달하는 과녁 옆에 화살표 번호를 적어 보세요.

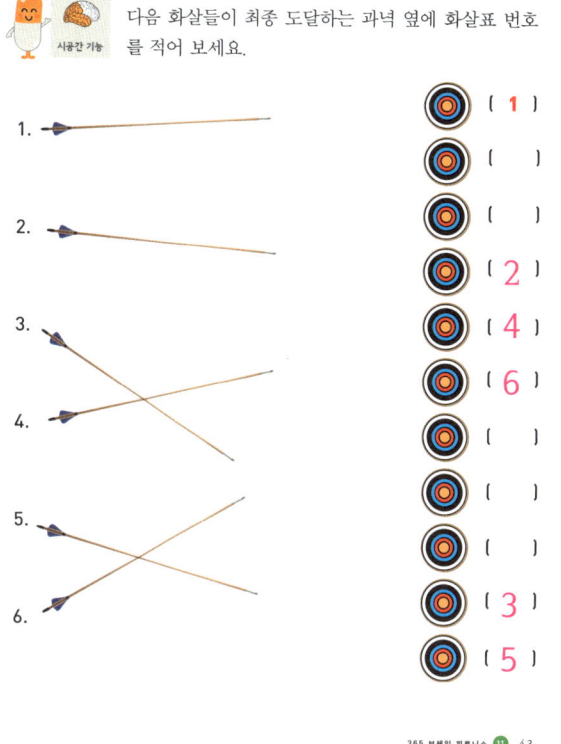

8일

날짜: 년 월 일 요일   날씨:
시작 시각: 시   분   마친 시각: 시   분

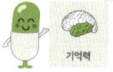 다음 한자를 소리내어 읽고 빈칸에 적어 보면서 잘 기억해 두세요.

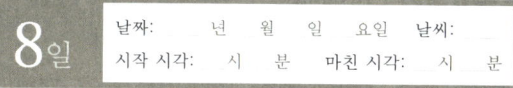

다음 그림에서 선으로 연결된 주사위끼리만 더한 값을 빈칸에 적어 보세요.

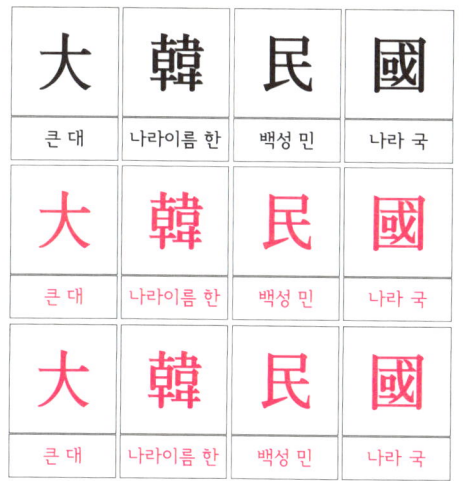

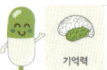 앞 장(44쪽)의 내용을 기억하여 어떤 한자였는지 찾아서 ○표시해 보세요. 그리고 빈칸에 한자를 다시 한 번 적고 뜻도 적어 보세요.

夫	民	撞	國
艮	域	大	良
韓	木	咸	薛

大 韓 民 國

(큰)대 (나라이름)한 (백성)민 (나라)국

9일

날짜: 년 월 일 요일 날씨:
시작 시각: 시 분   마친 시각: 시 분

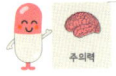 보기 와 같은 모양을 찾아 모두 ○표시해 보세요.

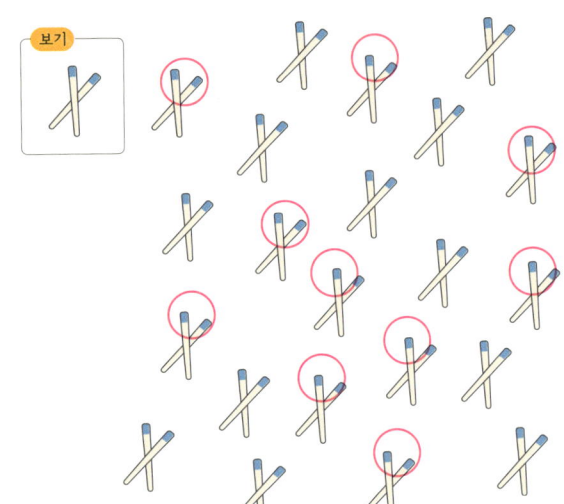

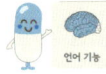 다음은 '3.1 독립선언서'의 일부분입니다. '우리'와 '민족'이라는 두 단어를 찾아서 모두 ○표시하고, 몇 번 나오는지 횟수도 ( )에 적어 보세요.

우리는 이에 우리 조선이 독립한 나라임과 조선 사람이 자주적인 민족임을 선언한다. 이로써 세계 만방에 알리어 인류 평등의 큰 도의를 분명히 하는 바이며, 이로써 자손만대에 깨우쳐 일러 민족의 독자적 생존의 정당한 권리를 영원히 누려 가지게 하는 바이다.
5천년 역사의 권위를 의지하여 이를 선언함이며, 2천만 민중의 충성을 합하여 이를 두루 펴서 밝힘이며, 영원히 한결같은 민족의 자유발전을 위하여 이를 주장함이며, 인류가 가진 양심의 발로에 뿌리 박은 세계 개조의 큰 기회와 시운에 맞추어 함께 나아가기 위하여 이 문제를 내세워 일으킴이니, 이는 하늘의 지시이며 시대의 큰 추세이며, 전 인류 공동 생존권의 정당한 발동이기에, 천하의 어떤 힘이라도 이를 막고 억누르지 못할 것이다.
…(중략)
우리의 본디부터 지녀 온 권리를 지켜 온전히 하여 생명의 왕성한 번영을 실컷 누릴 것이며, 우리의 풍부한 독창력을 발휘하여 봄기운 가득한 천지에 순순하고 빛나는 민족문화를 맺게 할 것이로다.
우리는 이에 떨쳐 일어나도다, 양심이 우리와 함께 있으며, 진리가 우리와 함께 나아가는 도다, 남녀노소 없이 어둡고 답답한 옛 보금자리로부터 활발히 일어나 삼라만상과 함께 기쁘고 유쾌한 부활을 이루어 내게 되도다, 먼 조상의 신령이 보이지 않는 가운데 우리를 돕고, 온 세계의 새 형세가 우리를 밖에서 보호하고 있으니 시작이 곧 성공이다. 다만 앞길의 광명을 향하여 힘차게 곧장 나아갈 뿐이로다.

우리 (9)회   민족 (4)회

 다음을 읽고 어떤 풍경일지 상상해 보세요. 그리고 그 모습을 자유롭게 그려보세요.

우리 집은 아담한 초가집입니다. 집 앞마당에는 작은 평상이 놓여 있고, 오른편에는 큰 아름드리 나무가 있습니다. 그 옆에는 우물이 있어 물을 길어 다 먹습니다. 집 왼편에는 할머니가 담궈 놓으신 고추장, 된장 등의 항아리가 놓인 장독대도 있습니다. 우리 집은 큰 산으로 둘러싸여 공기가 참 좋습니다.

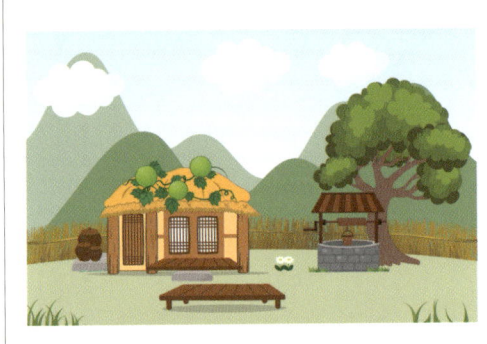

* 내용에 맞는 그림이면 정답입니다.

10일

날짜:	년 월 일 요일	날씨:
시작 시각:	시 분	마친 시각: 시 분

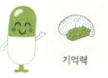 거실의 인테리어를 다시 하려고 합니다. 의자, 테이블, 스탠드, 거울을 종류별로 하나씩 마음에 드는 것으로 고르고 표시한 후 기억해 두세요.

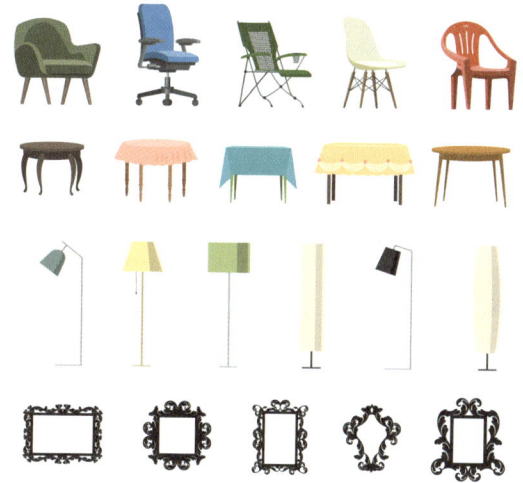

* 본인이 고른 것과 같다면 정답입니다.

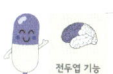 지금부터 보기의 표처럼 숫자를 바꿔볼게요. 1은 1이 되고, 6은 3이 되고, 2는 1이 되고… 아시겠지요? 바꾼 숫자로 계산을 한 후 답을 빈칸에 적어 보세요.

보기

1 → 1	6 → 3
2 → 1	7 → 4
3 → 2	8 → 4
4 → 2	9 → 5
5 → 3	10 → 5

3+5= **5**   9+4= **7**

10+5= **8**   6+3= **5**

8-4= **2**   10-2= **4**

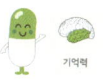 앞 장(50쪽)에서 거실에 놓을 의자, 테이블, 스탠드, 거울을 고르셨어요. 본인이 고른 것을 찾아 ○ 표시해 보세요.

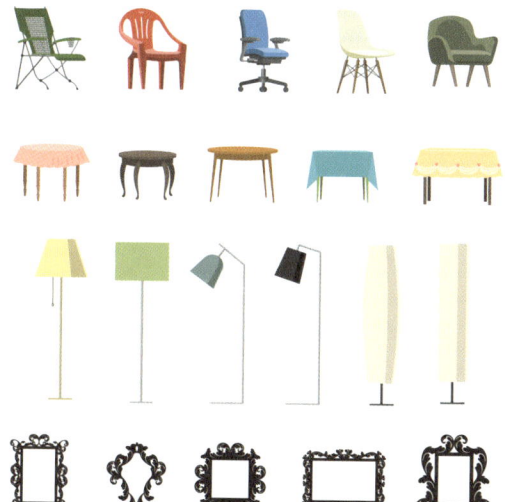

11일

날짜:	년 월 일 요일	날씨:
시작 시각:	시 분	마친 시각: 시 분

 오늘은 틀리기 쉬운 맞춤법 여섯 가지를 배워 보겠습니다. 모른다면 사전을 찾아보고 공부해서 적어 보세요.

보기

안되	→	안돼
붙히다	→	**붙이다**
어떻해	→	**어떡해**
오랫만에	→	**오랜만에**
희안하다	→	**희한하다**
되물림	→	**대물림**

보기 처럼 제시한 시각을 각각의 시계에 시계바늘을 넣어서 그려보세요.

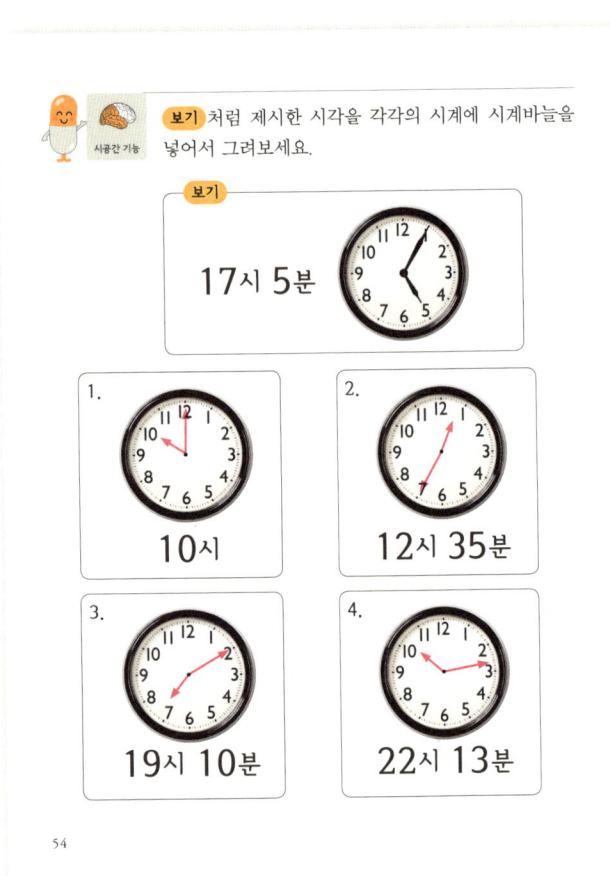

다음은 축구 경기 대진표입니다. 빈칸에 들어갈 나라가 어느 나라인지 생각해 보고 적어 보세요.

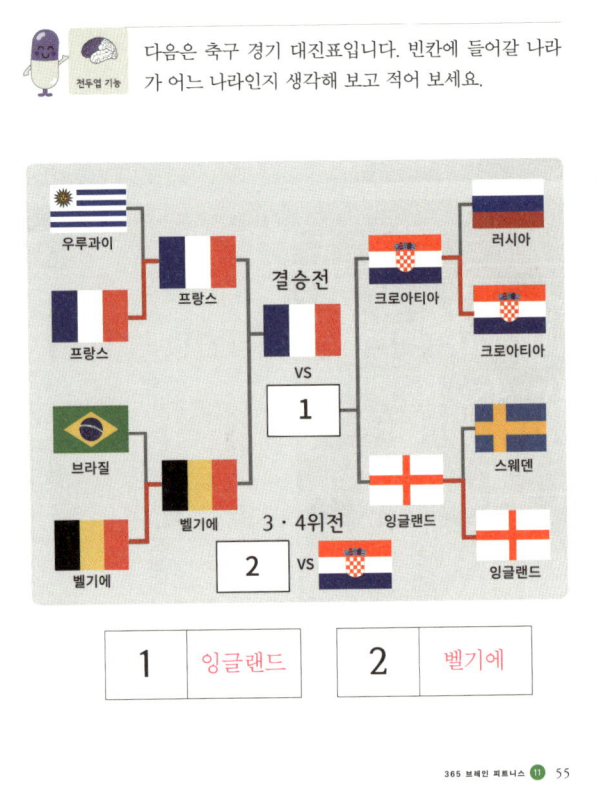

| 1 | 잉글랜드 | 2 | 벨기에 |

12일

날짜: 년 월 일 요일 날씨:
시작 시각: 시 분 마친 시각: 시 분

다음은 태양계 행성 그림입니다. 행성의 순서, 모습, 이름을 잘 기억해 두세요.

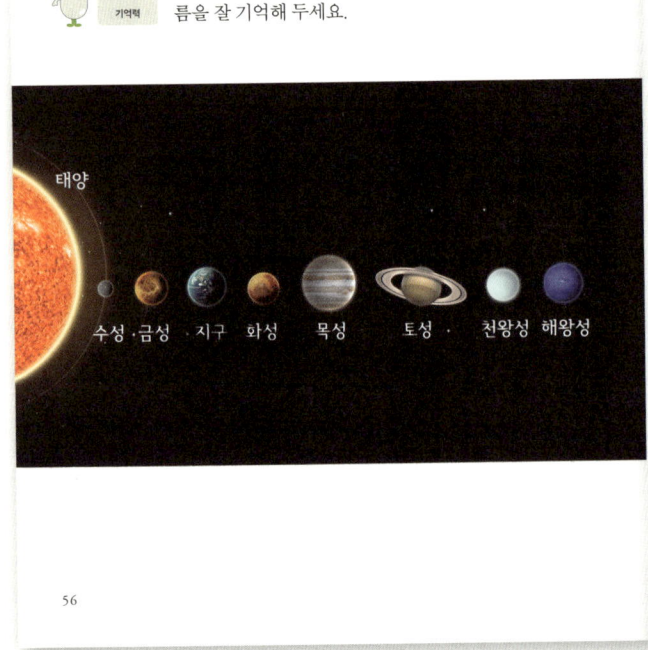

보기 와 같은 모양을 찾아 ○표시하고, 모두 몇 개인지 세어서 적어 보세요. (12)개

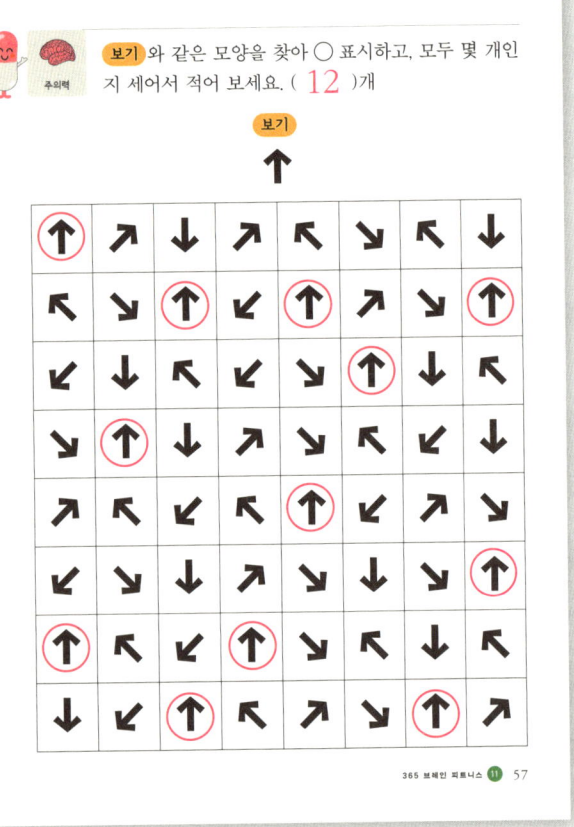

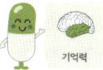 앞 장(56쪽)의 기억을 떠올려 ( )에 알맞은 행성 이름을 적어 보세요.

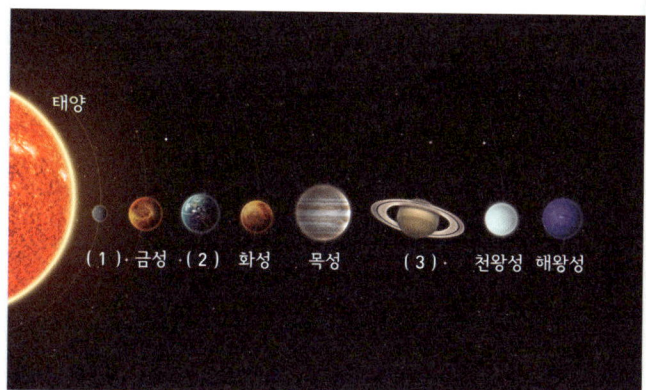

1. (수성) 2. (지구) 3. (토성)

13일

날짜: 년   월   일   요일   날씨:
시작 시각: 시   분   마친 시각: 시   분

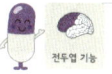 다음 표의 규칙을 잘 이해해 보세요. 그리고 빈칸에 알맞은 숫자를 적어 보세요.

1.
1	1	2
2	2	4
3	3	6
4	4	8

2.
1	4	5
3	4	7
5	4	9
3	4	7

3.
1	2	2	5
2	3	4	9
3	4	1	8
4	2	4	10

4.
2	4	2	8
3	5	7	15
4	6	1	11
5	7	6	18

 다음 낱말 퍼즐을 풀어 보세요.

¹가	랑		¹비		²편
			밀		지
			번	³바	지
		²호	랑	이	
		⁴아		올	
		⁴침	대	린	

가로풀이
1. OOO에 옷 젖는 줄 모른다.
2. 몹시 사납고 무서운 사람을 동물로 비유한 말.
3. 아랫도리에 입는 옷의 하나.
4. 사람이 누워 잘 수 있도록 만든 가구.

세로풀이
1. 은행에서 보안을 위해 미리 약정하여 쓰는 개인 고유의 숫자.
2. 편지를 쓰는 종이.
3. 서양 현악기의 하나로 가운데가 잘록한 타원형의 몸통에 네 줄을 매어 활로 문질러서 소리를 내는 악기.
4. 날이 새면서 오전 반나절쯤까지의 동안.

 다음 조건에 맞는 칵테일을 각각 찾아서 그림에 정답을 적어 보세요.

조건
1번 - 초록색 빨대가 있고 투명한 잔을 사용하지 않은 것
2번 - 붉은 계통의 음료이며 과일과 빨대가 없는 것
3번 - 오렌지가 있는 음료이며, 얼음과 빨대가 없는 것

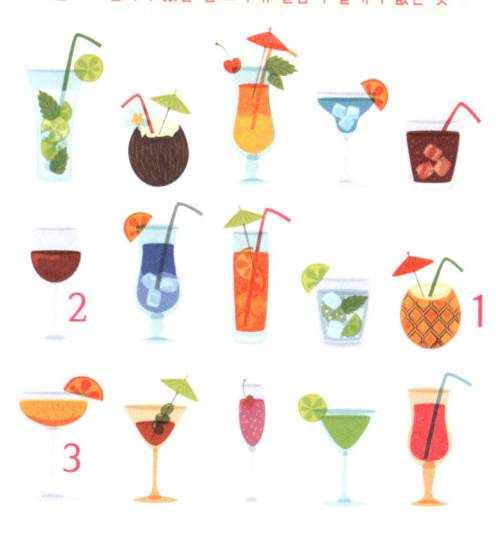

14일

날짜: 년   월   일 요일 날씨:
시작 시각: 시   분   마친 시각: 시   분

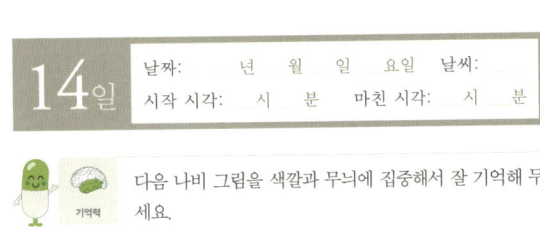 다음 나비 그림을 색깔과 무늬에 집중해서 잘 기억해 두세요.

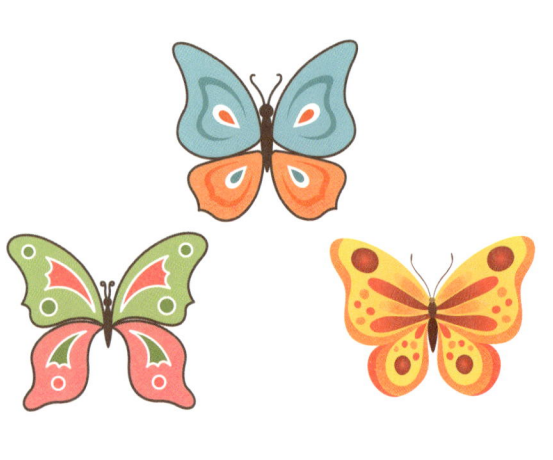

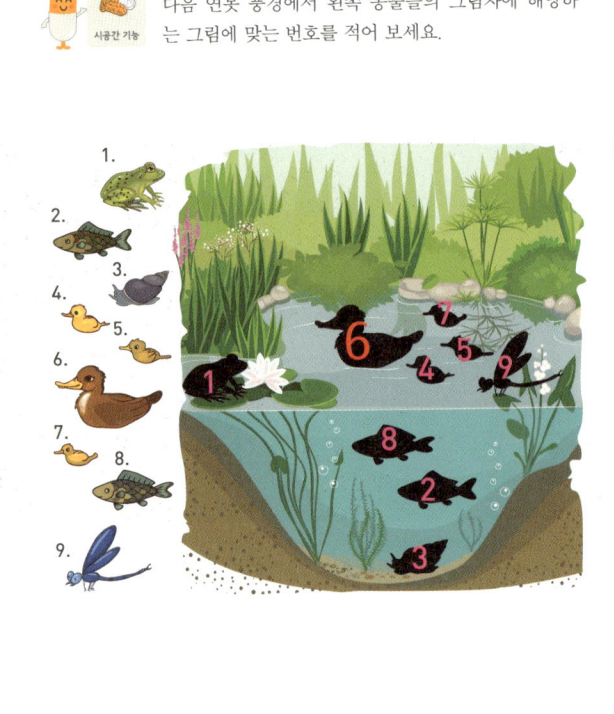 다음 연못 풍경에서 왼쪽 동물들의 그림자에 해당하는 그림에 맞는 번호를 적어 보세요.

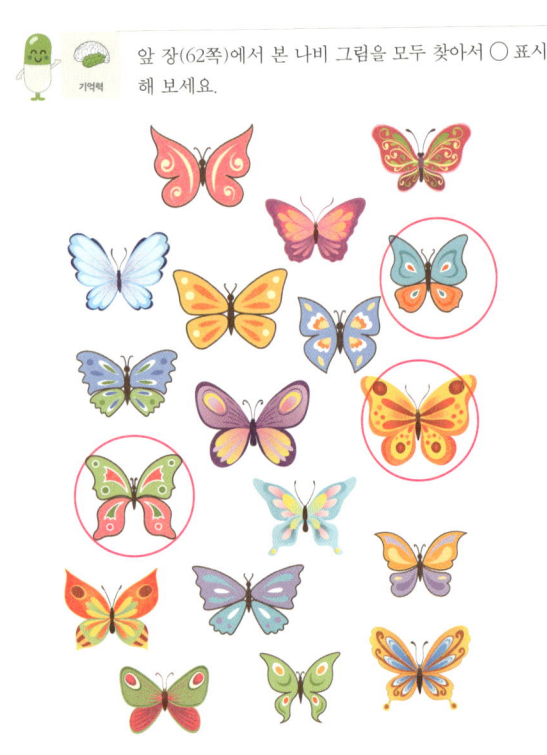 앞 장(62쪽)에서 본 나비 그림을 모두 찾아서 ○표시해 보세요.

15일

날짜: 년   월   일 요일 날씨:
시작 시각: 시   분   마친 시각: 시   분

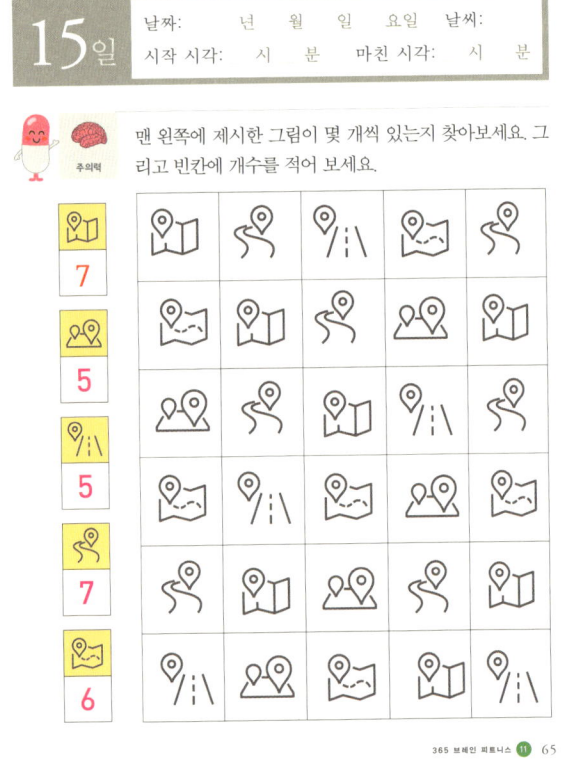 맨 왼쪽에 제시한 그림이 몇 개씩 있는지 찾아보세요. 그리고 빈칸에 개수를 적어 보세요.

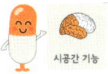 ①번 시계에 제시한 시간이 지난만큼 ②번 시계에 몇 시인지 시침 바늘과 분침 바늘을 넣어 그려보세요. 그리고 ③번 시계에도 같은 방법으로 그려보세요.

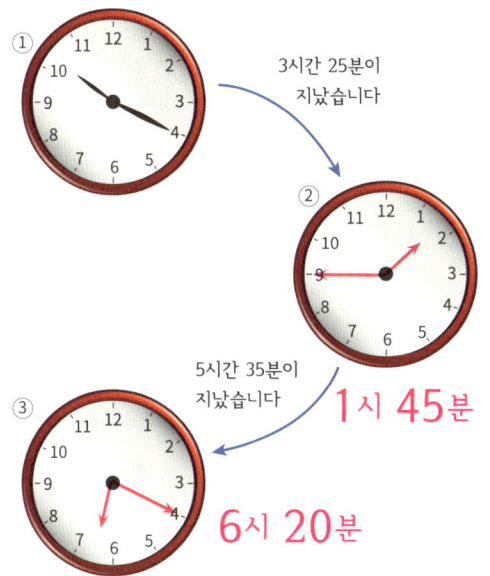

3시간 25분이 지났습니다

1시 45분

5시간 35분이 지났습니다

6시 20분

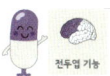 다음 그림을 보고 문제를 풀어 보세요.

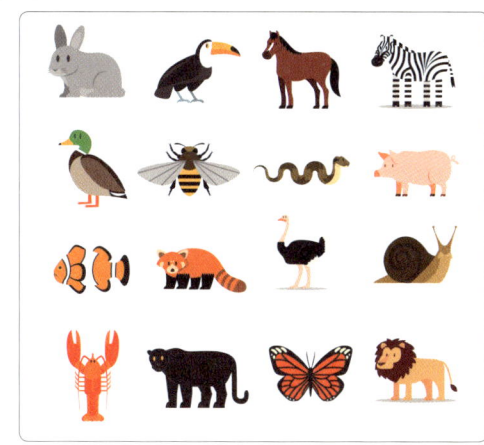

1. 다리가 4개인 동물은 모두 몇 마리인가요? (7)

2. 다리가 2개인 동물은 모두 몇 마리인가요? (3)

3. 날개 있는 동물은 모두 몇 마리인가요? (5)

16일

날짜: 년 월 일 요일 날씨:
시작 시각: 시 분 마친 시각: 시 분

  오늘은 여러나라 국기를 알아보겠습니다. 그림을 잘 보고 나라 이름을 빈칸에 두 번씩 적으면서 잘 기억해 두세요.

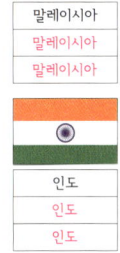

말레이시아	베트남	몽골
말레이시아	베트남	몽골
말레이시아	베트남	몽골

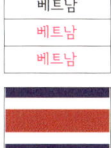 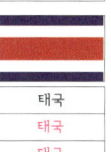

인도	태국	벨기에
인도	태국	벨기에
인도	태국	벨기에

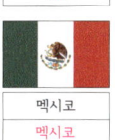 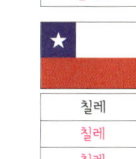

스위스	멕시코	칠레
스위스	멕시코	칠레
스위스	멕시코	칠레

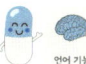 다음 계산 문제를 풀어 보세요. 답이 25(26~)보다 크면 ♡으로 표시하고, 답이 25보다 작으면(1~25) ☆로 표시해 보세요.

12+2+7= ☆ 21

59-21-12= ♡ 26

36+7-11= ♡ 32

103-86+5= ☆ 22

17+18+12-32= ☆ 15

52+83+21-19= ♡ 137

 앞 장(68쪽)에서 기억해 두었던 나라 이름과 국기를 알맞게 연결해 보세요.

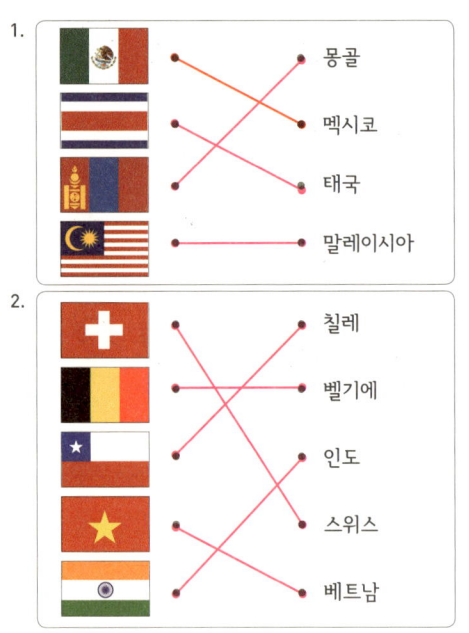

17일

| 날짜: 년 월 일 요일 날씨: |
| 시작 시각: 시 분 마친 시각: 시 분 |

다음 그림을 보고 추리하여 알맞은 사자성어와 뜻을 함께 적어 보세요.

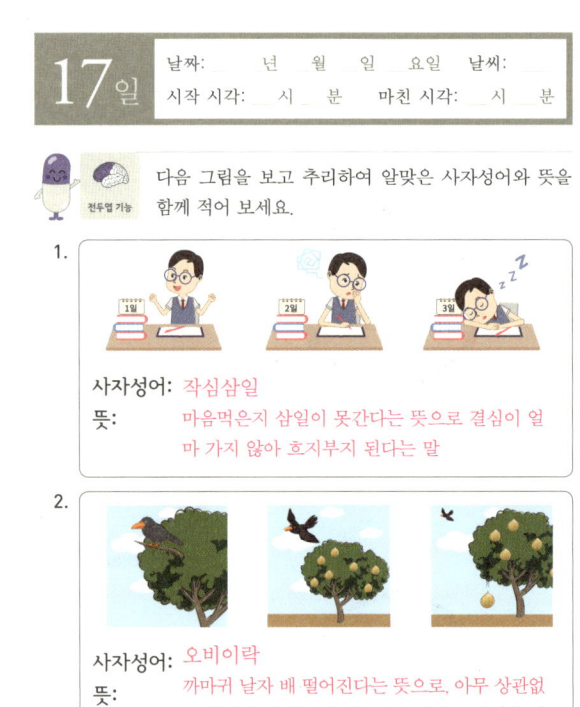

1. 사자성어: 작심삼일
뜻: 마음먹은지 삼일이 못간다는 뜻으로 결심이 얼마 가지 않아 흐지부지 된다는 말

2. 사자성어: 오비이락
뜻: 까마귀 날자 배 떨어진다는 뜻으로, 아무 상관없는 일이 같이 일어나 억울하게 의심을 받거나 난처하게 된다는 말

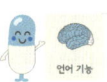 다음에서 '직업'에 해당하는 단어를 모두 찾아 ○ 표시해 보세요.

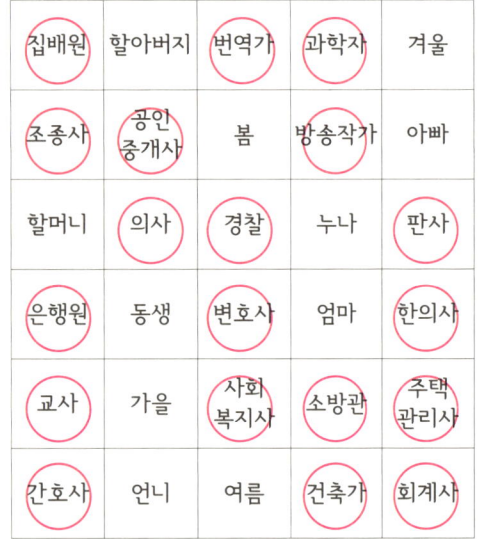

왼쪽 그림과 비슷한 모양을 찾아 ○ 표시해 보세요.

1.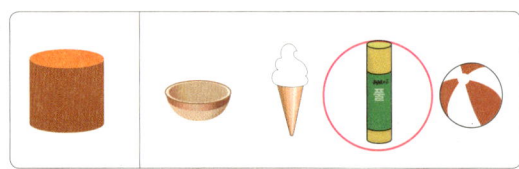
2.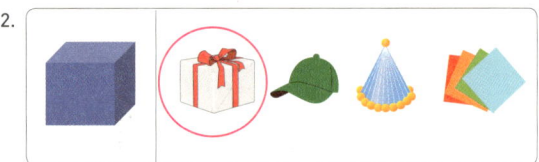
3.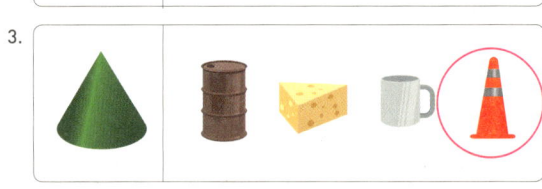

18일 날짜:　　년　월　일　요일　날씨:
시작 시각:　　시　분　마친 시각:　　시　분

외국의 작은 마을에 4쌍의 합동 결혼식이 열렸다고 합니다. 신랑 신부의 얼굴을 잘 기억해 두세요.

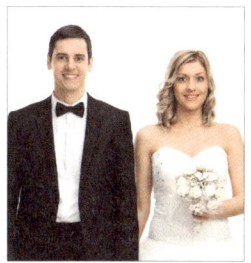 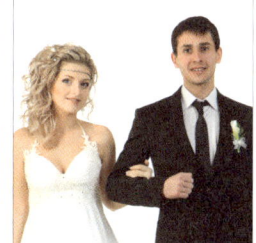
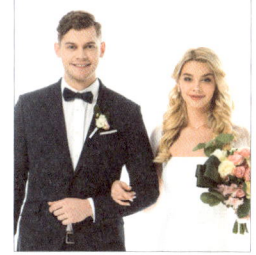 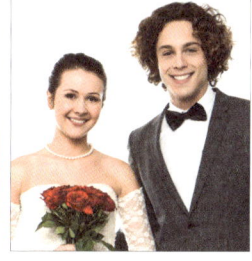

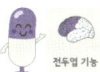

비밀의 문을 열기 위해서는 암호문을 완성해야 합니다. 암호문을 열기 위한 규칙으로는 가로, 세로, 대각선에 있는 네 수의 합이 각각 10이 되어야 합니다. 단 숫자는 1~5숫자만 사용할 수 있다고 하네요(반복 사용 가능). 빈칸에 알맞은 숫자를 적어 넣어 비밀의 문을 열어 보세요!

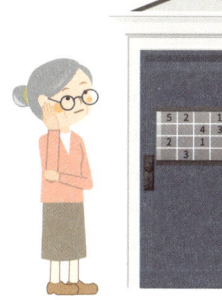 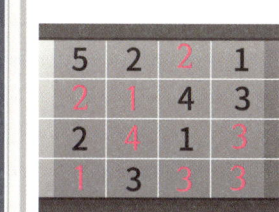

5	2	2	1
2	1	4	3
2	4	1	3
1	3	3	3

앞 장(74쪽)의 신랑 신부 얼굴을 잘 기억하셨지요? 알맞게 연결해 보세요.

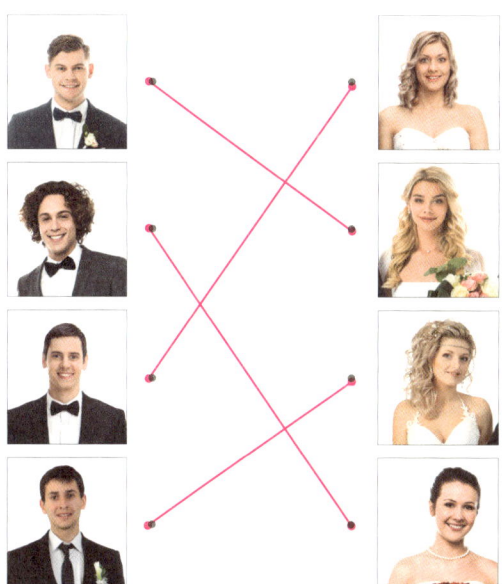

19일 날짜:　　년　월　일　요일　날씨:
시작 시각:　　시　분　마친 시각:　　시　분

다음 단어 중 동물이 아닌 것에 △ 표시해 보세요.

토끼	사탕△	도마뱀	고래	우주△	부추△
마늘△	당나귀	오리	구름△	부엉이	우산△
배구△	깃발△	고슴도치	펭귄	타조	바지△
고구마△	코끼리	토란△	다람쥐	비둘기	치타
모래△	구멍△	너구리	모자△	하마	물개
바람△	캥거루	물소	타이어△	사슴	도토리△
성게	소라	파인애플△	사과△	박쥐	꽃게
소금△	불가사리	매실△	쟁기△	사자	고추△

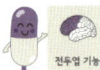 다음 제시어로 2행시를 만들어 적어 보세요.

운	운동을 열심히 하는
동	동생에게 힘내라고 삼겹살을 사주었다.

건	다양한 답이 있을 수 있음.
강	

예	
방	

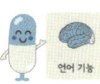 다음 조건에 맞는 단어를 가능한 많이 적어 보세요.

조건에 맞는 답 모두 허용.

한 글자 단어
닭, 곰, 해,

세 글자 단어
도토리, 바나나, 핸드폰,

네 글자 단어
횡단보도, 고속도로, 미끄럼틀,

20일 날짜: 년 월 일 요일 날씨:
시작 시각: 시 분 마친 시각: 시 분

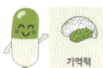 기억이 오래갈 수 있는 방법을 알려드릴께요. 제시 단어로 이야기를 만들 때 그 장면을 떠올려 보세요. 이야기를 장면으로 떠올려 기억했다면 그 기억은 더욱 오래간답니다. 같이 한번 연습해 볼까요?

연습
* 제시 단어: 마늘, 호랑이, 동굴
* 이야기 만들기: 호랑이가 동굴에서 마늘을 먹는다.
* 장면으로 떠올리기: 호랑이가 컴컴한 동굴에서 마늘을 먹고 도저히 못 먹겠다는 표정을 짓는 모습을 떠올려 보았다.

문제
* 제시 단어: 모자, 초콜릿, 축구공, 사과, 나비, 비행기, 당나귀
* 이야기 만들기:
* 장면으로 떠올리기:

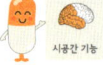 다음 두 그림을 비교하여 다른 다섯 군데를 찾아 ○ 표시해 보세요.

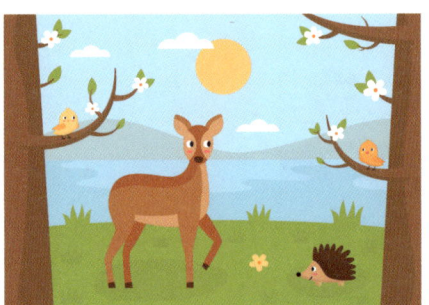
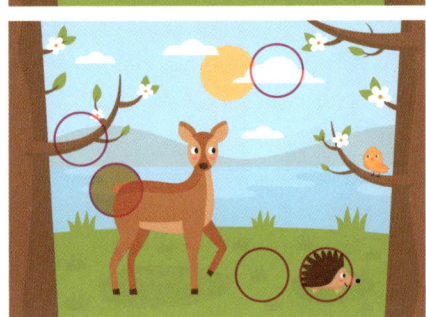

16

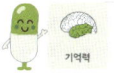 앞 장(80쪽)에서 본인이 작성한 문제를 기억하여 다시 적어 보세요. 어떤 제시 단어가 있었는지 먼저 적어 보세요.

문제

* 제시 단어: 모자, 초콜릿, 축구공, 사과, 나비, 비행기, 당나귀

* 이야기 만들기:

* 장면으로 떠올리기:

21일

날짜:　　년　월　일　요일　날씨:
시작 시각:　시　분　마친 시각:　시　분

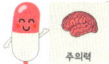 다음에서 ⊃ 모양만 찾아서 ○ 표시해 보세요. 그리고 개수도 적어 보세요. (30)개

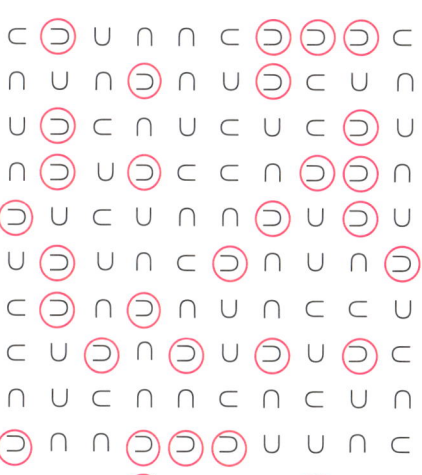

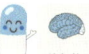 다음 글자들로 만들 수 있는 단어를 빈칸에 적어 보세요.

고	루	화	그	호	락	이
바	질	양	가	라	숨	무
발	꼭	동	라	궁	기	미

1. 숨바꼭질　2. 무궁화
3. 호루라기　4. 고양이
5. 동그라미　6. 발가락

보기 와 같이 출발 에서 도착 까지 가장 빠른 길을 선으로 그어보세요.

22일

날짜:	년 월 일 요일	날씨:
시작 시각:	시 분	마친 시각: 시 분

기억력 다음 그림이 어떻게 나뉘어졌는지 유의해서 잘 기억해 두세요.

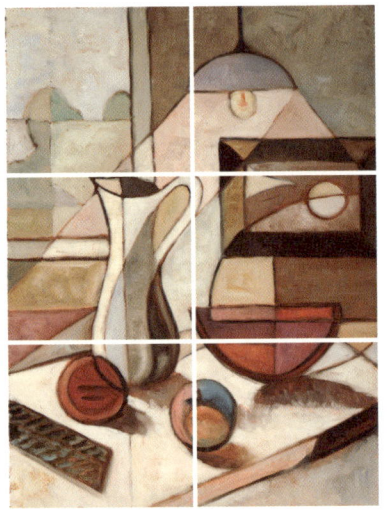

전두엽 기능 보기의 수 1, 4, 6은 어떤 규칙에 따라 원을 색칠하였습니다. 그러면 2, 5, 7, 8, 3, 9는 어떤 원에 색을 칠해야 할까요? 규칙에 맞게 직접 색칠해 보세요.

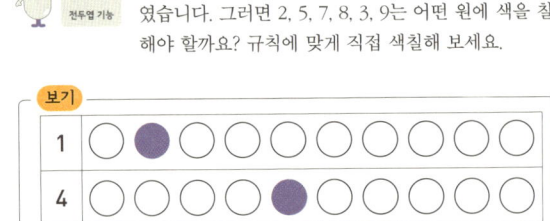

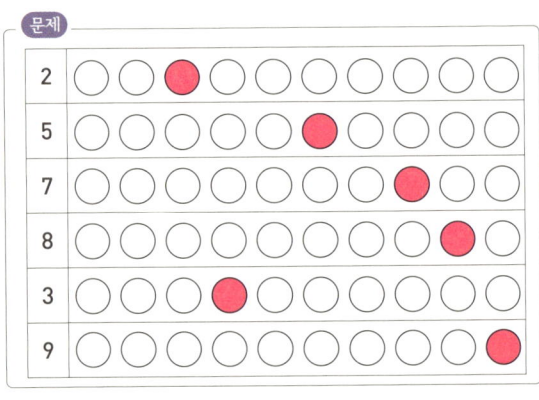

기억력 앞 장(86쪽)의 그림을 기억하여 어떤 조각이 들어가야 할지 ( )에 답을 적어 보세요.

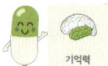
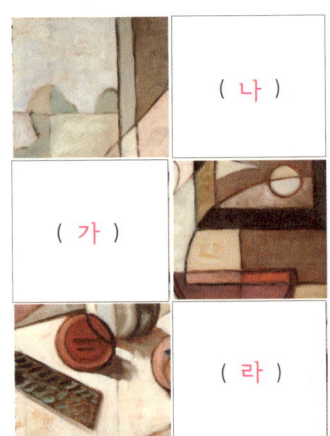
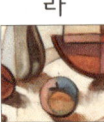

23일

날짜:	년 월 일 요일	날씨:
시작 시각:	시 분	마친 시각: 시 분

시공간 기능 다음 4명의 할머니들은 돌아가면서 점심 식사를 대접하며 모임을 갖습니다. 오늘은 '라' 할머니 집에서 모이기로 하였습니다. 그림을 보고 '나', '다' 할머니가 '라' 할머니 집을 가기 위해서 어떤 방향으로 몇 칸 움직여야 하는지 '가' 할머니를 참고해서 ( )에 적어 보세요.

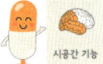
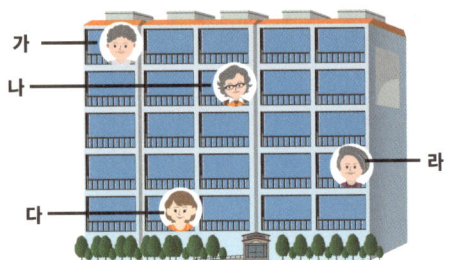

1. '가' 할머니 - 오른쪽으로 (4)칸, 아래쪽으로 (3)칸

2. '나' 할머니 - (오른)쪽으로 (2)칸, (아래)쪽으로 (2)칸

3. '다' 할머니 - (오른)쪽으로 (3)칸, (위)쪽으로 (1)칸

다음 제시한 초성으로 만들 수 있는 단어를 적을 수 있을 만큼 많이 적어 보세요.

ㄴ ㅁ

나무,
남매, 논문, 네모, 노모, 눈물, 낱말, 낭만,
내면, 냉면, 나물, 누명, 너무, 농민 등등
더 많은 답이 나올 수 있습니다.

ㅁ ㅇ

마음,
목욕, 믿음, 만약, 미역, 민원, 만원, 맏이, 먹이,
무인, 매일, 매우, 명예, 모양, 모욕 모임 등등
더 많은 답이 나올 수 있습니다.

 다음 이야기 계산 문제를 풀어서 답을 (   )에 적어 보세요.

1. 지현이는 이번 시험에서 국어는 90점, 수학은 70점, 영어는 80점을 받았습니다. 지현이의 이번 시험 평균 점수는 몇 점일까요?　　　　　　　　　　　　　(80 점)

2. 송일희 할머니는 시장에서 장을 보고 있습니다. 계란 한 판 (5,600원), 시금치 한 단(3,200원), 조기 다섯 마리(한 마리 2,000원)를 샀습니다. 송일희 할머니는 시장에서 얼마를 썼나요?　　　　　　　　　　　　　(18,800 원)

3. 영웅이는 아빠에게 용돈 50,000원을 받았습니다. 문방구에서 한 권에 700원인 노트 다섯 권을 구매하였고, 용돈을 받고 기분이 좋은 나머지 친구 두 명에게 주스를 사주었습니다. 영웅이와 친구들은 모두 한 잔에 4,200원 딸기 쉐이크를 주문하였습니다. 그럼 영웅이의 용돈은 얼마 남았을까요?
(33,900 원)

24일

날짜: 　년　월　일　요일　날씨:
시작 시각:　시　분　마친 시각:　시　분

다음은 이름이 한글인 친구들이 자신의 이름을 설명하고 있습니다. 각 친구들의 이름과 뜻을 잘 기억해 두세요.

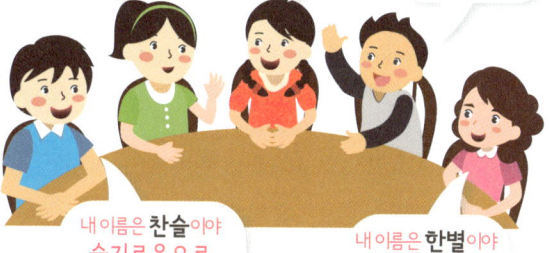

내이름은 **단미**야 사랑스러운 여자라는 뜻이야!
내이름은 **다원**이야 모두가 원하는 사람이라는 뜻이지!
내이름은 **찬솔**이야 알차게 잘 자란 소나무란 뜻이지!
내이름은 **찬슬**이야 슬기로움으로 가득 찼다는 뜻이야!
내이름은 **한별**이야 크고 밝은 별이란 뜻이지!

 다음 검정색 칸에 들어갈 알맞은 조각 2개를 골라 ○ 표시해 보세요.

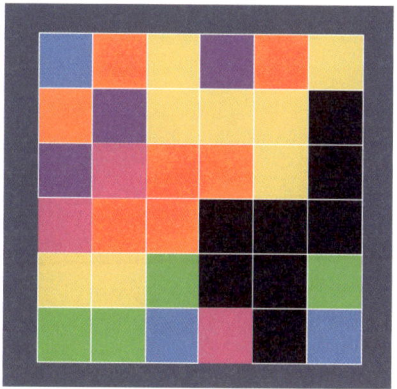

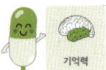 앞 장(92쪽)에서 친구들의 한글 이름과 뜻을 외우셨지요? 잘 기억하여 다음 문제를 풀어 보세요.

1. 다원은 무슨 뜻인가요?
   (**모두가 원하는 사람**)

2. 한별은 무슨 뜻인가요?
   (**크고 밝은 별**)

3. 사랑스러운 여자라는 뜻의 이름은? ( )
   ① 다원 ② 찬솔 **③ 단미** ④ 한별

4. 슬기로움이 가득찼다는 뜻의 이름은? ( )
   ① 찬솔 **② 찬슬** ③ 한별 ④ 단미

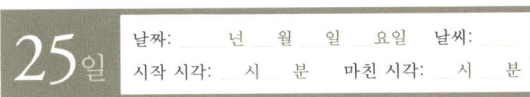

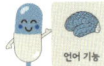 보기처럼 그림의 이름에서 필요 없는 자음 또는 모음을 찾아서 ○ 표시해 보세요.

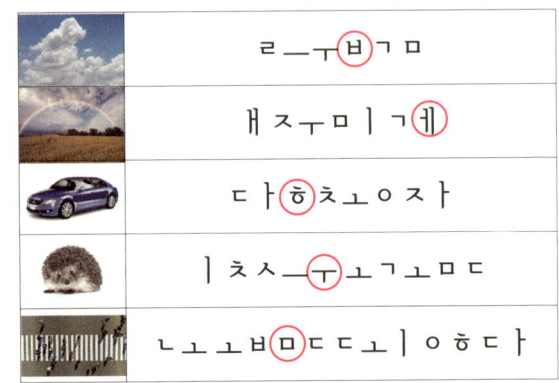

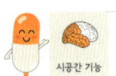 다음은 칠교놀이로 만든 모형입니다. 각각의 모양이 무엇을 표현한 것인지 보기에서 골라 이름을 적어 보세요.

보기
촛불, 백조, 강아지, 고양이, 사람, 칼, TV, 우주선, 토끼

(**토끼**) (**우주선**) (**백조**)

(**고양이**) (**사람**) (**강아지**)

(**칼**) (**양초**) (**TV**)

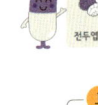 보기와 같이 제시한 숫자 또는 모양이 순차적으로 반복되도록 길을 따라 이어보세요.

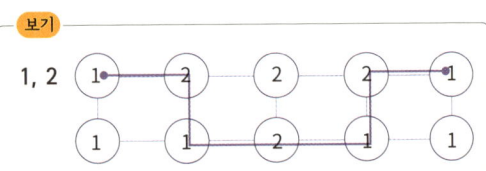

1, 2

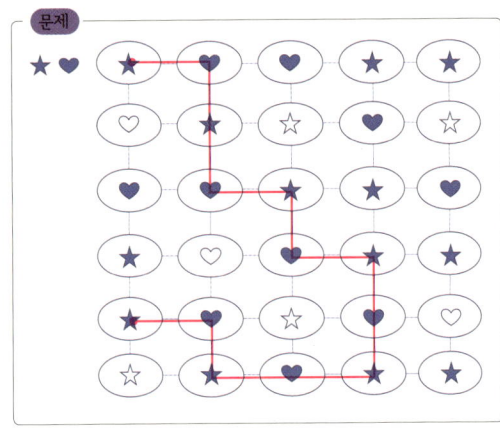

★ ♥

26일

날짜:　　년　월　일　요일　날씨:
시작 시각:　시　분　마친 시각:　시　분

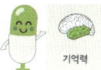 **기억력** 다음 그림을 보면서 우선 쌍이 되는 그림을 찾아 표시하고 위치를 잘 기억해 두세요.

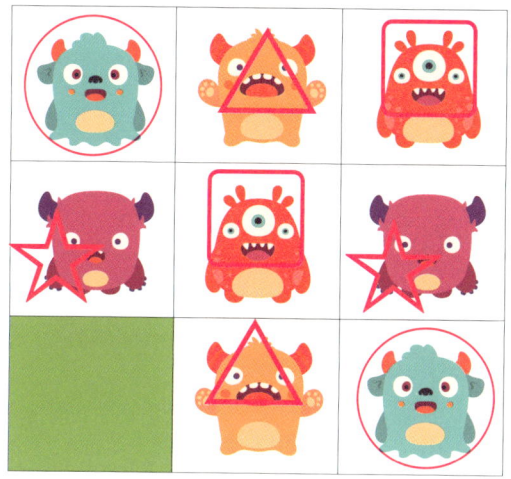

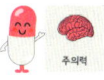 **주의력** 다음 단어를 구성하는 자음 모음 가운데 가장 많이 사용된 것을 찾아서 ○표시해 보세요. (같은 횟수로 사용된 경우는 모두 선택)

얼룩말	ㅇㅓ(ㄹ)ㅜㄱㅁㅏ
식용유	ㅅㅣㄱ(ㅇ)ㅛㅠ
공기밥	ㄱㅗ(ㅇ)ㅣ(ㅂ)ㅏ
손소독제	ㅅㅗㄴㄷㄱㅈㅔ
파인애플	(ㅍ)ㅏ(ㅇ)ㅣㄴㅡㄹ
안전운전	ㅇㅏ(ㄴ)ㅈㅓㄱㅜ
공기청정기	ㄱㅗ(ㅇ)ㅣㅊㅓㅈ
열무물냉면	ㅇㅕㄹ(ㅁ)ㅜㄹㄴㅐㅕㄴ

기억력 앞 장(98쪽)에서 보았던 것을 기억하여 빈칸에 들어갈 그림의 번호를 적어 보세요.

1	2	3
4	(3)	(1)
	(2)	(4)

27일

날짜:　　년　월　일　요일　날씨:
시작 시각:　시　분　마친 시각:　시　분

 주의력 다음 단어 중에서 자음 'ㄱ'이 포함된 것을 골라 모두 ○표시해 보세요.

도시락	(강변)	(기지개)
(시간)	오늘	(자전거)
오리	사냥개	맹수
칠판	보석	빗자루
아름드리	(골목길)	(독수리)
안녕	모내기	비누
아지랑이	차돌박이	(어묵)
비옷	(거울)	찬성

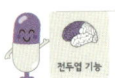

다음 표에 자음(ㄱ~ㅇ)과 모음(ㅏ~ㅣ)을 다양한 기호와 짝지었습니다. 보기 를 참고하여 다음 단어를 해당 문자로 바꿔서 빈칸에 적어 보세요.

자음	ㄱ	ㄴ	ㄷ	ㄹ	ㅁ	ㅂ	ㅅ	ㅇ
	\	/	?	*	%	=	+	>

모음	ㅏ	ㅑ	ㅓ	ㅕ	ㅗ	ㅛ	ㅜ	ㅠ	ㅡ	ㅣ
	!	<	≡	#	→	~	V	ㅋ		

보기

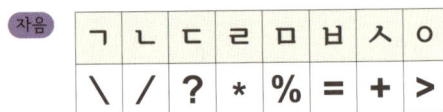

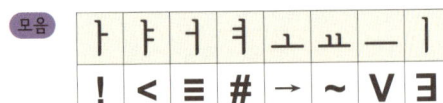

1. 나비 — /!=ㅋ
2. 사다리 — +!?!*ㅋ
3. 어머니 — >≡%≡/ㅋ
4. 고사리 — \→ +!*ㅋ

다음은 김춘수 시인의 '꽃'이라는 시입니다. 보기 에서 적절한 조사를 골라 빈칸에 답을 적어 보세요.

보기: 가 이 을 은 는 의 과 도

내 **가** 그의 이름 **을** 불러주기 전에는
그는 다만
하나 **의** 몸짓에 지나지 않았다

내 **가** 그의 이름 **을** 불러 주었 **을** 때
그는 나에게로 와서
꽃 **이** 되었다

내 **가** 그의 이름 **을** 불러 준 것처럼
나의 이 빛깔 **과** 향기에 알맞은
누가 나 **의** 이름을 불러다오
그에게로 가서 나 **도**
그 **의** 꽃 **이** 되고 싶다

우리들 **은** 모두
무엇 **이** 되고 싶다
나 **는** 너에게 너 **는** 나에게
잊혀지지 않는 하나 **의** 눈짓 **이** 되고 싶다

28일 날짜: ___ 년 월 일 요일 날씨:
시작 시각: 시 분 마친 시각: 시 분

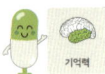

우리나라의 각종 기념일을 알아 볼까요? 기념일 이름과 날짜(양력, 음력을 구분해서)를 잘 기억해 두세요.

광복절	양력 8월 15일
현충일	양력 6월 6일
제헌절	양력 7월 17일
추석	음력 8월 15일
부처님 오신 날	음력 4월 8일
개천절	양력 10월 3일
국군의 날	양력 10월 1일
부부의 날	양력 5월 21일

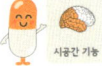

강아지가 있는 곳에서 아래의 목적지들을 순서대로 거쳐 집으로 가는 가장 빠른 길을 표시해 보세요. 대각선으로 가지는 못합니다. 가로, 세로로만 갈 수 있고 지나간 길을 다시 갈 수는 없습니다.

목적지 순서: 정육점 → 학교 → 편의점 → 은행 → 마트 → 서점 → 식당 → 집

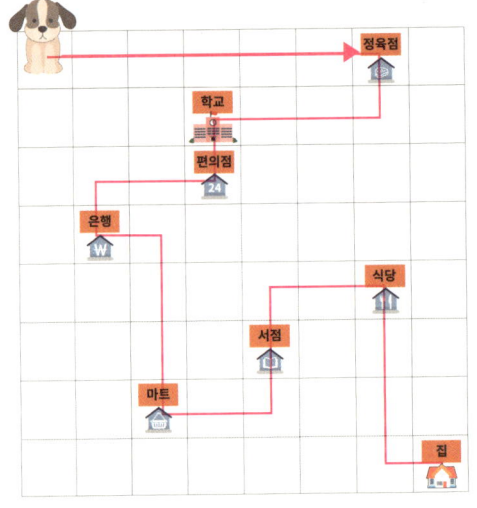

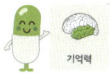 앞 장(104쪽)의 내용을 떠올리며 빈칸에 기념일 이름이나 날짜를 적어 보세요. 날짜를 적을 때는 양력인지 음력인지 주의해서 적어 보세요.

광복절	(양력/음력) 8월 15일
현충일	(양력/음력) 6월 6일
제헌절	(양력/음력) 7월 17일
추석	(양력/음력) 8월 15일
부처님 오신 날	(양력/음력) 4월 8일
개천절	(양력/음력) 10월 3일
국군의 날	(양력/음력) 10월 1일
부부의 날	(양력/음력) 5월 21일

29일

날짜: 년 월 일 요일 날씨:
시작 시각: 시 분   마친 시각: 시 분

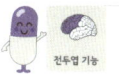 다음 문제를 풀어 보세요.

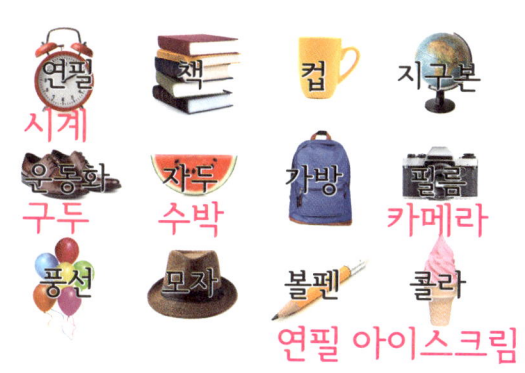

연필 아이스크림

1. 그림과 그림 위에 적힌 이름이 일치하는 것은 몇 개인가요?
(6 개)

2. 그림과 그림 위에 적힌 이름이 일치하지 않는 것을 찾아 그림 아래에 올바른 이름을 적어 보세요.

 다음 공 그림에 색칠 된 모든 색상을 아래 표에 ○표 시해 보세요.

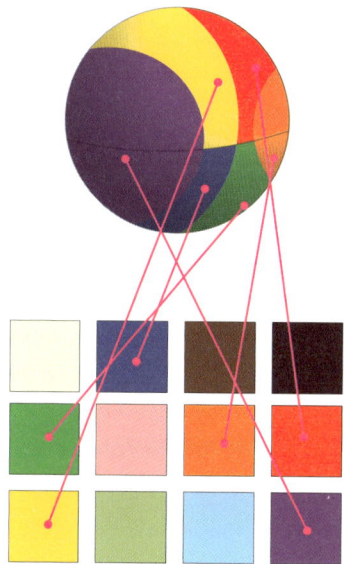

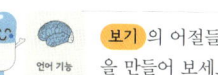 보기의 어절들을 조합하여 가능한 많이 다양한 문장을 만들어 보세요. (어절은 중복해서 사용할 수 있음)

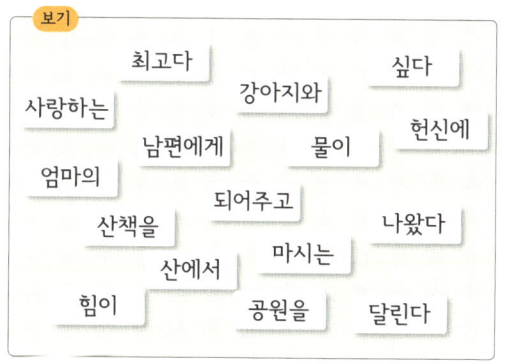

1. 강아지와 산책을 나왔다.
2. 엄마의 헌신에 항상 감사하다.
3. 사랑하는 남편에게 힘이 되어주고 싶다.
4. 산에서 내려와 마시는 물이 최고다
5. 강아지와 공원을 달린다.

위에 어절들을 사용했다면 정답입니다.

30일

날짜: 년 월 일 요일 날씨:
시작 시각: 시 분   마친 시각: 시 분

다음은 세계적인 클래식 작곡가입니다. 작곡가의 얼굴과 이름, 나라까지 잘 기억해 두세요.

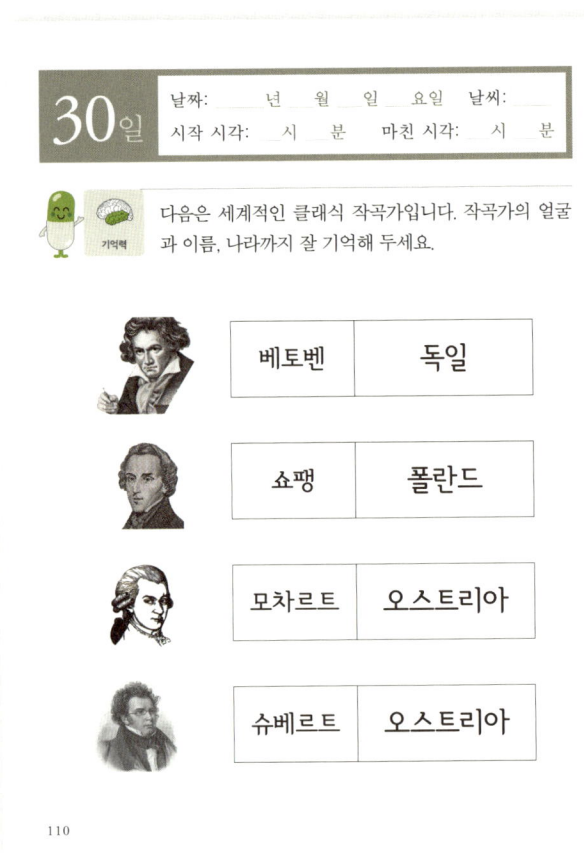

다음 영어 단어 중에 i가 들어간 것을 모두 찾아 ○표 시해 보세요.

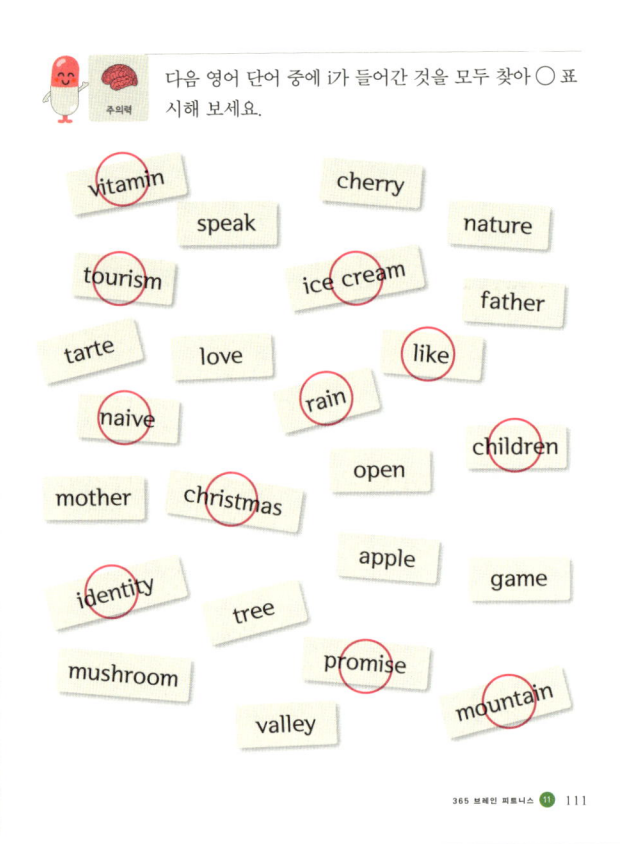

앞 장(110쪽)에서 기억한 세계적인 클래식 작곡가에 대한 문제를 풀어 보세요.

1. 독일 출신인 작곡가는 누구인가요?
   ① 슈베르트   ② 베토벤   ③ 쇼팽   ④ 모차르트

2. 쇼팽은 어느 나라 작곡가인가요?
   ① 폴란드   ② 오스트리아   ③ 러시아   ④ 독일

3. 작곡가들의 얼굴과 이름을 바르게 연결해 보세요.

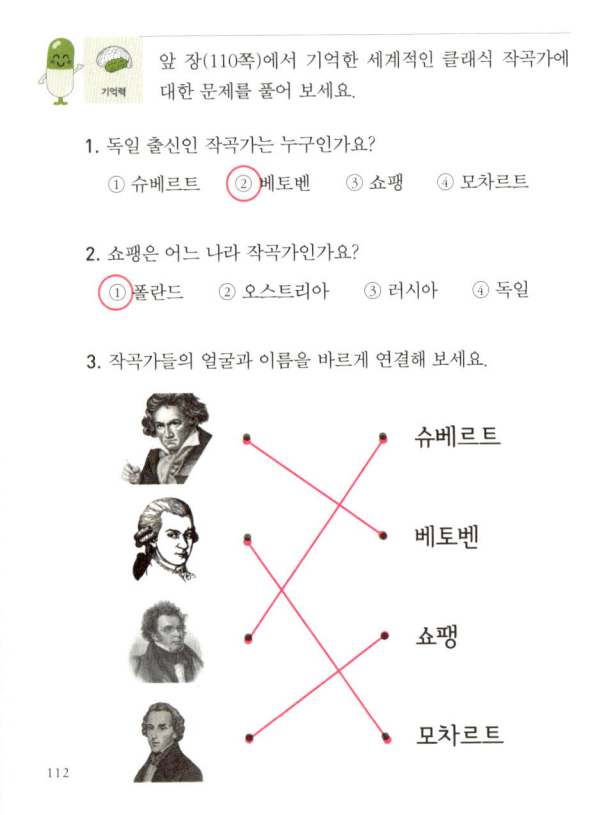

매일매일 뇌의 근력을 키우는 치매 예방 문제집
365 브레인 피트니스 ⑪

초판 1쇄 펴낸날 | 2021년 4월 14일
지은이 | 박흥석·안이서·이혜미
펴낸이 | 유은실
펴낸곳 | 허원미디어

주소 | 서울시 종로구 필운대로7길 19(옥인동)
대표전화 | (02) 766-9273
팩시밀리 | (02) 766-9272
홈페이지 | http://cafe.naver.com/herwonbooks
출판등록 | 2005년 12월 2일 제300-2005-204호

ⓒ 박흥석·안이서·이혜미 2021

ISBN 978-89-92162-90-6 14510
　　　978-89-92162-74-6(세트)

값 12,000원

* 잘못 만들어진 책은 구입하신 곳에서 교환해 드립니다.
* 이 책 내용의 일부 또는 전부를 재사용하려면 반드시 도서출판 허원미디어의 동의를 얻어야 하며 무단복제와 전재를 금합니다.